すぐ調
しら

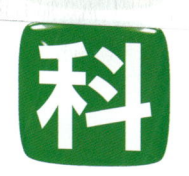

科

編集
秋根良英
きたなら駅上ほっとクリニック　院長

医学書院

> **謹告** 編集者並びに出版社として，本書に記載されている情報が最新かつ正確であるように最善の努力をしておりますが，薬剤の情報などは，時に変更されることがあります．したがって，実際に使用される際には，読者御自身で十分に注意を払われることを要望いたします．
>
> 医学書院

《すぐ調》精神科

発　行	2012 年 5 月 1 日　第 1 版第 1 刷Ⓒ
	2018 年 3 月 1 日　第 1 版第 3 刷

編　者　秋根良英(あき ね よしひで)
発行者　株式会社　医学書院
　　　　代表取締役　金原　俊
　　　　〒113-8719　東京都文京区本郷 1-28-23
　　　　電話　03-3817-5600(社内案内)

印刷・製本　アイワード

本書の複製権・翻訳権・上映権・譲渡権・貸与権・公衆送信権(送信可能化権を含む)は株式会社医学書院が保有します．

ISBN978-4-260-01457-1

本書を無断で複製する行為(複写，スキャン，デジタルデータ化など)は，「私的使用のための複製」など著作権法上の限られた例外を除き禁じられています．大学，病院，診療所，企業などにおいて，業務上使用する目的(診療，研究活動を含む)で上記の行為を行うことは，その使用範囲が内部であっても，私的使用には該当せず，違法です．また私的使用に該当する場合であっても，代行業者等の第三者に依頼して上記の行為を行うことは違法となります．

JCOPY　〈(社)出版者著作権管理機構　委託出版物〉
本書の無断複製は著作権法上での例外を除き禁じられています．複製される場合は，そのつど事前に，(社)出版者著作権管理機構(電話 03-3513-6969，FAX 03-3513-6979，info@jcopy.or.jp)の許諾を得てください．

読者のみなさんへ

　外来や病棟で飛び交う言葉や、カルテに記載されている用語をみて、「何のこと？」と疑問に思うことはありませんか？

　本書は、そんな日常診療上のふとした疑問に応えられるよう、よく使用される略語や評価スケールなどをコンパクトにまとめました。精神科領域では、薬物療法の占める割合が意外に多いので、日常業務に役立つ薬の知識も豊富に取り入れています。

　医療現場で忙しく働いているみなさんの「頼れる助っ人」となるよう、「さっと見て、すぐわかる」ことを意識して編集しました。白衣のポケットに入れて持ち歩き、疑問に思った時には辞書や参考書として、また、現場で得た知識を書き込み、オリジナルのノートとしてご活用いただければ幸いです。

　こんな情報があればもっと役立つのに、といったご意見・ご要望があれば、ぜひ編集部までお寄せください。読者のみなさんと一緒に、この本をよりよいものにしていきたいと思っています。

2012 年 3 月

編者　秋根良英

もくじ

検査・治療

主な臨床検査基準値 ……………………………………………… 2
梅毒血清反応の判定 ……………………………………………… 9
肝炎ウイルス検査 ………………………………………………… 10
血圧・脂質の評価 ………………………………………………… 11
尿と便の異常 ……………………………………………………… 12
抗精神病薬 ………………………………………………………… 14
　非定型抗精神病薬の等価換算 14／定型抗精神病薬の等価換算 14／非定型抗精神病薬の主な副作用 16／定型抗精神病薬の主な副作用 16
睡眠薬の作用時間 ………………………………………………… 17
抗うつ薬の主な副作用 …………………………………………… 18
気分安定薬の主な副作用 ………………………………………… 19
リチウム中毒の症状 ……………………………………………… 19
代表的な薬物血中濃度の治療域と中毒域 ……………………… 20
抗てんかん薬の作用時間と副作用 ……………………………… 22
てんかん発作・心因性発作・失神の見分け方 ………………… 24
うつ病・せん妄・認知症の見分け方 …………………………… 26
認知症 ……………………………………………………………… 27
失語・失行・失認 ………………………………………………… 28
注意したい薬と食べ物・飲み物の組み合わせ ………………… 30
主な併用注意薬・禁忌薬 ………………………………………… 32
Japan Coma Scale（JCS）………………………………………… 34
Glasgow Coma Scale（GCS）…………………………………… 35
瞳孔所見 …………………………………………………………… 36
　意識障害時の瞳孔所見 36／薬物中毒の瞳孔所見 37
成人の一次救命処置（BLS）……………………………………… 38

iv

CONTENTS

主な薬剤

抗精神病薬	40
抗うつ薬	47
気分安定薬（抗躁薬）	51
精神刺激薬	51
抗不安薬	52
催眠・鎮静薬	57
アルツハイマー型認知症薬	61
抗てんかん薬	62
パーキンソン病/症候群治療薬	66
自律神経系作用薬	71
解毒薬・中毒治療薬	72
生活改善薬	73
脳循環代謝改善薬	74
筋弛緩薬	75
片頭痛治療薬	76
抗めまい薬	77
下剤	78
止痢・整腸薬	80
健胃薬	80

略　語
82

薬剤索引
102

表紙デザイン●岡部タカノブ　本文デザイン●natsuko
薬剤撮影協力●みよの台薬局, ニューロン薬局

検査・治療

主な臨床検査基準値

(基準値:慶應義塾大学病院臨床検査の手引き 2014 年版より引用改変)

■ 尿検査

	基準値	検査でわかること・ポイント
尿量(mL/日)	1000～2000	400 以下→**乏尿** 100 以下→**無尿** 2500 以上→**多尿**
尿蛋白(mg/日)	40～150	
尿比重	1.003～1.030 (24 時間尿の場合 1.013～1.016)	
尿 pH	5～8	●異常値:アシドーシス、アルカローシス、尿路感染
膀胱容量(mL)	約 400	

■ 血液学検査

	基準値	検査でわかること・ポイント
CBC　末梢血検査		
WBC (/μL) 白血球数	3500～8500	●感染症や炎症性疾患の合併の有無の評価 ●低値：白血球減少症、無顆粒球症、薬剤（一部の非ベンゾジアゼピン系睡眠薬、抗精神病薬） ●高値：リチウム中毒、悪性症候群、感染症・炎症
RBC (/μL) 赤血球数	M：430万～570万 F：370万～490万	●貧血の有無や赤血球増加症の診断 ●低値：貧血 ●高値：脱水
Hb (g/dL) ヘモグロビン	M：13.5～17.0 F：11.5～15.0	
Ht (%) ヘマトクリット	M：40.0～50.0 F：35.0～45.0	
Plt (/μL) 血小板数	15万～35万	●出血傾向を調べる ●低値：ウイルス性感染症、肝硬変、播種性血管内凝固症候群、薬剤（一部の抗精神病薬）
凝固検査		
FDP (μg/mL) フィブリンまたはフィブリノゲン分解産物	5.0以下	●血栓の有無の診断（線溶亢進の検出） ●高値：肝硬変、狭心症、悪性腫瘍、心筋梗塞

検査・治療

	基準値	検査でわかること・ポイント
PT (%) プロトロンビン時間	70〜140 (PT-INR: 0.80〜1.20)	●凝固異常の把握やワルファリン投与時のモニター ⇒ワルファリン投与時には、PT-INR(国際標準比)が2.0〜3.0(70歳以上では1.6〜2.6)に延長するようにコントロールすることが推奨されている ●延長:肝硬変、肝炎、ビタミンK欠乏症

感染・炎症マーカー

	基準値	検査でわかること・ポイント
ESR (mm/時間) 赤血球沈降速度	M:10まで F:15まで	●炎症の有無とその程度の評価 ●感染症の初期、手術後に軽度亢進

■ 生化学検査

	基準値	検査でわかること・ポイント

炎症マーカー

	基準値	検査でわかること・ポイント
CRP (mg/dL) C-反応性蛋白	0.3未満	●高値:感染症、心不全

蛋白・膠質反応

	基準値	検査でわかること・ポイント
TP (g/dL) 総蛋白	6.7〜8.2	●栄養状態、肝・腎機能などの評価
ALB (g/dL) アルブミン	3.9〜5.2	●低値:肝硬変、栄養障害、水分過剰、炎症性疾患 ●高値:肝硬変の初期、脱水症

	基準値	検査でわかること・ポイント
生体色素検査		
T-Bil (mg/dL) 総ビリルビン	0.4～1.3	●黄疸の有無の確認
D-Bil (mg/dL) 直接ビリルビン	0.2以下	●肝細胞障害、胆汁排泄障害の診断 ●高値：急性肝炎、薬剤（エストロゲン、経口避妊薬）
含窒素成分検査		
BUN*(mg/dL) 尿素窒素	8～20	●腎機能の評価 ●低値：肝不全、妊娠、多尿
Cr*(mg/dL) クレアチニン	M：0.7～1.1 F：0.4～0.8	●高値：絶食、脱水、心不全、腎障害、消化管出血、薬剤（利尿薬、副腎皮質ステロイド剤）
UA*(mg/dL) 尿酸	3.0～7.0	●痛風、高尿酸血症の診断 ●低値：腎性低尿酸血症、薬剤内服（ゾテピン） ●高値：痛風、腎不全
電解質検査		
Na*(mEq/L) ナトリウム	136～145	●低値：水中毒、下痢 ●高値：脱水、過剰な塩分摂取
K*(mEq/L) カリウム	3.6～4.8	●低値：心因性嘔吐、代謝性アルカローシス ●高値：急性腎不全、糖尿病

＊は血清値

	基準値	検査でわかること・ポイント
Cl* (mEq/L) クロール	99～107	●低値：代謝性アシドーシス、呼吸性アルカローシス ●高値：代謝性アルカローシス、呼吸性アシドーシス
Ca* (mg/dL) カルシウム	8.5～10.2	●低値：透析患者や慢性腎不全 ●高値：ビタミンD過剰症、サルコイドーシス
IP* (mg/dL) 無機リン	2.8～4.6	●低値：アルコール依存症、栄養摂取不足、腸吸収不良症候群 ●高値：ビタミンD中毒、副甲状腺機能低下症、腎不全
Mg* (mEq/L) マグネシウム	1.8～2.4	●低値：大酒家、糖尿病、 ●高値：腎不全、薬剤内服（酸化マグネシウム）
微量金属検査		
Fe* (μg/dL) 鉄	M：60～199 F：41～189	●鉄欠乏性貧血の有無の確認 ●低値：貧血 ●高値：急性肝炎

＊は血清値

	基準値	検査でわかること・ポイント
脂質検査		
TC (mg/dL) 総コレステロール	135〜240	●コレステロール値の評価
LDL-C (mg/dL) LDL-コレステロール	60〜140	●低値：家族性βリポ蛋白血症、肝硬変 ●高値：家族性高コレステロール血症、糖尿病、脂肪肝、甲状腺機能低下、痛風、薬剤内服（ステロイド、経口避妊薬、β遮断薬）
HDL-C (mg/dL) HDL-コレステロール	40〜100	●低値：肝硬変、肥満、糖尿病、甲状腺機能亢進、喫煙 ●高値：肺気腫
TG (mg/dL) 中性脂肪	30〜150	●リポ蛋白の評価 ●低値：低βリポ蛋白血症、肝硬変 ●高値：糖尿病、アルコール多飲、妊娠、急性膵炎
酵素活性検査		
LDH (IU/L, 37℃) 乳酸脱水素酵素	120〜220	●低値：心不全、肝硬変、ネフローゼ症候群 ●高値：悪性腫瘍、心筋梗塞、薬剤（ステロイド薬、プロプラノロールなど）
AST (GOT) **(IU/L, 37℃)**	10〜35	●高値：肝炎、肝硬変、アルコール依存症、心筋梗塞

検査・治療

	基準値	検査でわかること・ポイント
ALT（GPT） **(IU/L、37℃)**	5〜40	●高値：肝炎、肝硬変、脂肪肝、甲状腺機能亢進、薬剤（フェノチアジン系抗精神病薬）
ALP (IU/L、37℃) アルカリフォスファターゼ	100〜320	●高値：肝障害、梅毒、慢性腎不全、薬剤（抗痙攣薬）
γ-GTP (IU/L、37℃) γ-グルタミルトランスフェラーゼ	M：10〜90 F：5〜40	●高値：アルコール性肝炎、薬物（抗てんかん薬、抗痙攣薬、抗精神病薬、睡眠薬、ステロイド薬）
AMY (IU/L、37℃) アミラーゼ	42〜121	●膵炎、唾液疾患の診断 ●高値：嘔吐
CPK (IU/L、37℃) クレアチニンホスホキナーゼ	M：60〜250 F：50〜170	●心臓を含む筋疾患の診断・経過観察 ●高値：急性心筋梗塞、アルコール多飲、脳外傷、脳梗塞、薬剤（β遮断薬）、悪性症候群
糖質検査		
HbA1c (%) ヘモグロビン **A1c**	4.6〜6.2	●高値：腎不全、糖尿病 ●妊婦・透析患者では異常値を示すこともある
BNP (pg/mL) 脳性ナトリウムペプチド	0〜18.4	●心不全の程度の評価 ●急激な心負荷時に上昇、回復期には低下

■ 血液ガス

	基準値
PaO₂ (Torr) 酸素分圧	83〜108
PaCO₂ (Torr) 二酸化炭素分圧	M：35〜48 F：32〜45
pH	7.35〜7.45
SaO₂ (%) 酸素飽和度	95.0〜99.0
HCO₃⁻ (mEq/L) 重炭酸イオン	23〜31

梅毒血清反応の判定

STS	TPHA	FTA-ABS	判定
−	−	+	未感染、感染ごく初期
−	+	+	既感染、まれに偽陽性
+	+	+	現在の感染
+	−	+	感染早期
+	−	−	生物学的偽陽性（BFP）

検査・治療

肝炎ウイルス検査

■ B型肝炎ウイルス検査

HBV-DNA	HBV（B型肝炎ウイルス）キャリアのウイルスの増殖動態を知るために行う。HBV-DNA量により、肝炎が起こる状態か、無症状性キャリアの状態かなどの判断に役立つ
HBs抗原	HBV感染のスクリーニングに用いる。B型急性肝炎の発症直前に陽性になり、肝炎の治癒により陰性化する。HBVキャリアでは、陽性が持続する
HBe抗原	感染力の指標になる。陽性の患者の血液は、感染力が強い。B型急性肝炎が治癒期に入ると、HBs抗原より早期に陰性化する
HBs抗体	HBs抗原が陰性化したあと出現し、持続する。陽性であれば、再感染は通常ない
HBe抗体	HBe抗原の消失とともに出現する
HBc抗体	陽性ならHBV感染を示す

■ C型肝炎ウイルス検査

HCV抗体	陽性なら感染あり、または既感染を示す。陽性のときはHCV-RNAを調べる
HCV-RNA	陽性なら、現在の感染を示す

いずれも陰性の場合が正常

注）インターフェロン治療後にウイルス持続陰性となった場合は、HCV抗体のみ陽性となる。

血圧・脂質の評価

成人高血圧の分類

	収縮期血圧 (mmHg)		拡張期血圧 (mmHg)
至適血圧	120 未満	かつ	80 未満
正常	120 ～ 129	かつ／または	80 ～ 84
正常高値	130 ～ 139	かつ／または	85 ～ 89
Ⅰ度高血圧	140 ～ 159	かつ／または	90 ～ 99
Ⅱ度高血圧	160 ～ 179	かつ／または	100 ～ 109
Ⅲ度高血圧	180 以上	かつ／または	110 以上
収縮期高血圧	140 以上	かつ	90 未満

(日本高血圧学会・編:高血圧治療ガイドライン 2014 より)

メタボリックシンドロームの診断基準

ウエスト周囲径
男性:85 cm 以上　女性:90 cm 以上

＋

以下の 2 項目を満たす

脂質	中性脂肪(トリグリセリド)≧150 mg/dL かつ／または HDL コレステロール<40 mg/dL
血圧	収縮期血圧≧130 mmHg かつ／または 拡張期血圧≧85 mmHg
空腹時血糖	≧110 mg/dL

検査・治療

尿と便の異常

尿	ほとんど無色	多尿、低比重尿（尿崩症、慢性腎不全、糖尿病）
	黄色～黄褐色	肝疾患、濃縮尿（脱水、発熱）
	赤色～赤褐色	血尿（腎・尿路系出血）、血友病、マラリア、横紋筋融解症
	褐色～黒色	悪性黒色腫、メトヘモグロビン血症
	緑色	緑膿菌感染、肝疾患、溶血、腸閉塞
	乳白色	膿尿（尿路感染症）、乳び尿（フィラリア、悪性腫瘍）
下痢	急性	● 感染性（病原微生物に起因） ・水様性下痢症状に、血性下痢を伴う場合もある。 ・食中毒、コレラ、赤痢、腸チフスなど法定伝染病も含まれる。 ● 非感染性 過食・過飲、乳糖不耐性症、薬剤性、毒物摂取、心因性
	慢性	● 腸の炎症による 潰瘍性大腸炎、クローン病、感染性疾患（アメーバ性大腸炎） ● 浸透圧のアンバランスによる 吸収不良症候群、薬物（酸化マグネシウム、ジギタリスなど）、短腸症候群 ● 蠕動亢進による 過敏性腸症候群
便秘	機能性	廃用症候群、旅行・環境の変化
	器質性	大腸疾患、小腸疾患、膵炎、胆嚢炎
	薬剤性	向精神薬、鎮痛薬、抗コリン薬、止痢薬、気管支拡張薬

	薬効	一般名（主な商品名）
● 尿に影響を与える薬		
赤色	鎮咳去痰薬	ヒベンズ酸チペピジン（アスベリン）
	セフェム系抗生物質	セフジニル（セフゾン）
黄褐色〜赤（アルカリ尿の場合）	下剤	センナ、センノシド（アローゼン、プルゼニド）
	糖尿病性末梢神経障害治療薬	パルレスタット（キネダック）
赤橙色	抗結核薬	リファンピシン（リファジン）
黄色	ビタミン B_2 薬	リボフラビン（ハイボン、ノイロビタン、フラビタン）
暗赤色	抗トリコモナス薬	メトロニダゾール（フラジール）
黒色	降圧薬	メチルドパ（アルドメット）
	抗パーキンソン病薬	レボドパ（マドパー）
琥珀色〜黄緑	抗アンドロゲン薬	フルタミド（オダイン）
● 便に影響を与える薬		
白色	抗てんかん薬	バルプロ酸ナトリウム（デパケン）など
	潰瘍性大腸炎治療薬	メサラジン（ペンタサ）
黒色	鉄剤	クエン酸第一鉄（フェルム）クエン酸第一鉄ナトリウム（フェロミア）
赤色	セフェム系抗生物質	セフジニル（セフゾン）
赤橙色	抗結核薬	リファンピシン（リファジン）
濃緑色	胃炎・消化性潰瘍治療薬	クロロフィル類（メサフィリン）

検査・治療

抗精神病薬

非定型抗精神病薬の等価換算
★注射薬

一般名	商品名	等価用量
アリピプラゾール	エビリファイ	4
オランザピン	ジプレキサ	2.5
クエチアピン	セロクエル	66
クロザピン	クロザリル	50
ブロナンセリン	ロナセン	4
ペロスピロン	ルーラン	8
リスペリドン	リスパダール	1 10/2 週★

定型抗精神病薬の等価換算
★注射薬

一般名	商品名	等価用量
オキシペルチン	ホーリット	80
カルピプラミン	デフェクトン	100
クロカプラミン	クロフェクトン	40
クロルプロマジン	コントミン、ウインタミン	100 33★
スピペロン	スピロピタン	1
スルトプリド	バルネチール	200
スルピリド	ドグマチール、アビリット、ミラドール	200 50★
ゾテピン	ロドピン	66
チアプリド	グラマリール	100
チオリダジン	メレリル	100

すぐ調 ● 精神科

チミペロン	トロペロン	1.3 0.19*
トリフロペラジン	トリフロペラジン	5
ネモナプリド	エミレース	4.5
ハロペリドール	セレネース、リントン	2 1*
ピパンペロン	プロピタン	200
ピモジド	オーラップ	4
フルフェナジン	フルメジン	2
プロクロルペラジン	ノバミン	15 2.14*
プロペリシアジン	ニューレプチル	20
ブロムペリドール	インプロメン	2
ペルフェナジン	ピーゼットシー	10 2*
モサプラミン	クレミン	33
モペロン	ルバトレン	12.5
レセルピン	アポプロン	0.15
レボメプロマジン	レボトミン、ヒルナミン	100 25*

＊クロルプロマジン（CP）換算値は、クロルプロマジン 100 mg と抗精神病効果が等しくなる各薬剤の用量をさす。

【計算式】CP 換算値＝薬剤の処方量÷等価用量× 100

例〉ハロペリドール 8 mg の CP 換算⇒ 8 mg ÷ 2 × 100 ＝ 400 mg
一般に CP 換算 1000 mg 以上を大量投与という。投与量の目安は急性期で 300 〜 1000 mg、慢性期では 300 〜 600 mg 以内で、なるべく 500 mg 以内が望ましいとされている。

(稲垣 中ほか：臨床精神薬理 11：887-890、2008 を元に作成)

非定型抗精神病薬の主な副作用

	一般名	症 状
セロトニン・ドパミン拮抗薬	リスペリドン ペロスピロン ブロナンセリン	● α交感神経遮断作用：起立性低血圧 ●眠気、注意力・集中力・反射運動能力の低下 ●高血糖・糖尿病の悪化 ●多尿、頻尿 ●低血糖（脱力感、倦怠感、冷汗、振戦、傾眠、意識障害 ●プロラクチン上昇（リスペリドンのみ）
クロザピンと類似化合物	クロザピン オランザピン クエチアピン	●高血糖症状（口渇、多飲、多尿、頻尿） ●体重増加 ●起立性低血圧、めまい、頻脈
ドパミン受容体部分アゴニスト	アリピプラゾール	●眠気、注意力・集中力・反射運動能力の低下 ●高血糖症状（口渇、多飲、多尿、頻尿） ●不安・焦燥・興奮

定型抗精神病薬の主な副作用

症 状

- 抗コリン作用：口渇、便秘、排尿困難、視力調節障害
- $α_1$阻害作用：めまい、ふらつき、立ちくらみ、起立性低血圧
- D_2受容体遮断作用：錐体外路症状（ジストニア、アカシジア、パーキンソニズム）、内分泌障害、女性化乳房、月経異常

睡眠薬の作用時間

	一般名	商品名	最高血中到達時間	血中濃度半減期
短時間型	トリアゾラム	ハルシオン	1.2	2.9
	ゾルピデム	マイスリー	0.7〜0.9	1.78〜2.30
	ゾピクロン	アモバン 7.5 mg / 10 mg	1.17 / 0.75	3.66 / 3.94
	スボレキサント	ベルソムラ	1.5（40 mg投与時）	10
中間型	ブロチゾラム	レンドルミン	約1.5	約7
	リルマザホン	リスミー	3	10.5
	ロルメタゼパム	エバミール / ロラメット	1〜2	約10
	フルニトラゼパム	サイレース	1〜2	約7
長期型	ニメタゼパム	エリミン	2〜4	26
	エスタゾラム	ユーロジン	約5（4 mg投与時）	約24
	ニトラゼパム	ネルボン / ベンザリン	約2（10 mg投与時）	21.8〜28.1
	フルラゼパム	ダルメート / ベノジール	未変化体 約1 / 活性代謝物 1〜8	2.3〜12 / 14.5〜42
超長時間型	ハロキサゾラム	ソメリン	約1	―
	クアゼパム	ドラール	絶食時 約3.4	31.9

内服時作用時間（時間）

検査・治療

抗うつ薬の主な副作用

	一般名	症状
三環系抗うつ薬	アミトリプチリン アモキサピン イミプラミン カルピプラミン クロカプラミン クロチアピン クロミプラミン トリミプラミン ロフェプラミン	●抗コリン作用：口渇、便秘、排尿困難、視力調節障害 ●$α_1$阻害作用：めまい、ふらつき、立ちくらみ ●抗ヒスタミン作用：眠気、倦怠感、体重増加 ●心毒性：頻脈、A-Vブロック、心室細動、心停止
SSRI	パロキセチン フルボキサミン セルトラリン ベンラファキシン	●セロトニン受容体刺激：悪心・嘔吐、性機能障害 ●アクチベーション症候群：不安・焦燥、パニック発作、不眠、軽度の躁うつなど
SNRI	ミルナシプラン デュロキセチン	●ノルアドレナリン受容体刺激：悪心・嘔吐、排尿困難、頻尿、血圧上昇など
NaSSA	ミルタザピン	●抗ヒスタミン作用：眠気、倦怠感、体重増加
その他	スルピリド	●スルピリド：無月経、乳汁分泌（特に女性）、パーキンソン症状（特に高齢者）

*SSRI：選択的セロトニン取り込み阻害薬、SNRI：セロトニン・ノルアドレナリン再取り込み阻害薬、NaSSA：ノルアドレナリン作動性・特異的セロトニン作動性抗うつ薬

▶ 気分安定薬の主な副作用

一般名	商品名	症状
炭酸リチウム	リーマス	●催奇形性、甲状腺機能低下など ●治療域と中毒域が近い（定期的な血中濃度測定が必要）
クエチアピン	ビプレッソ	傾眠、口渇、倦怠感、体重増加、アカシジア、便秘

＊ラモトリギン（ラミクタール®）、バルプロ酸ナトリウム（デパケン®）は、p22参照。

▶ リチウム中毒の症状

中枢神経症状	意識障害、振戦（ふるえ）、傾眠、錯乱など
循環器系症状	血圧低下、不整脈など
消化器系症状	嘔吐、下痢など
運動機能障害	運動障害、運動失調など
全身症状	発汗、発熱など

検査・治療

代表的な薬物血中濃度の治療域と中毒域

	一般名（商品名）	治療域	中毒域
抗うつ薬・気分安定薬	イミプラミン（トフラニール）	>200 μg/mL	－
	炭酸リチウム（リーマス）	維持期 0.6〜1.2 μg/mL 急性躁病 1.0〜1.5 μg/mL	1.5〜2.0 μg/mL
抗精神病薬	ハロペリドール（ハロマンス）	5〜15 ng/mL （最近では有効高濃度域が存在しないとする意見が多い）	－
その他	アスピリン（アスピリン）	鎮痛効果 20〜100 μg/mL 抗炎症効果 100〜250 μg/mL	>400 μg/mL

＊抗てんかん薬は p.22 参照

Memo

抗てんかん薬の作用時間と副作用

	一般名	商品名	血中濃度半減期（時間）
大発作に使用	**PHT** フェニトイン (200 mg)	アレビアチン ヒダントール	10～34
	PB フェノバルビタール	フェノバール フェノバルビタール	約95～131
	PRM プリミドン	プリミドン	6～18
	VPT バルプロ酸ナトリウム (400 mg)	セレニカ デパケン	8～15 約12（徐放剤）
	CBZ カルバマゼピン	テグレトール	約36
欠神発作に有効	トリメタジオン	ミノアレ散	16
その他	クロナゼパム (1 mg)	ランドセン リボトリール	19～46
	クロバザム (10 mg)	マイスタン	約1.1（α相） 約30.1（β相）
	ゾニサミド (400 mg)	エクセグラン	62.9
	ガバペンチン	ガバペン	6～7
	トピラマート (200 mg)	トピナ	25.3
	ラモトリギン (25～200 mg)	ラミクタール	31～38
	ラコサミド (100～400 mg)	ビムパット	0.5～4

＊成人経口剤

有効血中濃度 （μg/mL）	中毒域 （μg/mL）	主な副作用
10～20	＞20	嘔気、発疹、発赤、ふらつき、手のふるえ、頭痛、便秘
15～25	＞35	胃腸障害、眠気、ふらつき、発疹
5～15	—	眠気、嘔気、発疹、骨の脆弱化
50～100	＞100	眠気、発疹、複視
4～12	＞8～12	眠気、めまい、ふらつき、倦怠感、発疹、頭痛
—	—	眠気、頭痛、倦怠感、食欲低下、悪心
0.01～0.06	—	眠気、ふらつき、喘鳴、唾液増加、発疹
—	—	眠気、ふらつき、めまい、嘔気、食欲不振、唾液増加、発疹
—	—	眠気、嘔気、食欲不振、倦怠感、発疹、精神症状
—	—	眠気、めまい、倦怠感、頭痛、嘔気、口渇
—	—	眠気、体重減少、摂食異常、めまい、しびれ
—	—	発疹、めまい、傾眠、肝機能異常
—	—	めまい、疲労、傾眠、頭痛

検査・治療

てんかん発作・心因性発作・失神の見分け方

	てんかん発作	心因性発作	失神
症状の起始	突然 不機嫌状態や睡眠障害などの前兆あり	緩徐 患者によって異なる	緩慢 失神前症状あり
発症形態	いつも同じ	発作中、発作のたびに症状が異なることもある	いつも同じ
持続時間	通常は2分未満	2分以上、最大で数時間に及ぶ	1分未満
痙攣	律動的、同期性	非律動的、非同期性	律動的、同期性
呼吸停止、チアノーゼ	可能性あり	なし	可能性あり
目の症状	開眼（固定）、眼球偏位	閉眼	開眼、眼球偏位
舌の咬傷	側面	舌の先端	なし
尿失禁	頻繁	可能性あり	まれ
発作後の回復	緩慢な場合が多い	患者によって異なる	速やか
その他	もうろう状態、頭痛、筋痛などがみられることがある		血圧低下、徐脈を認める。意識回復は早い

<参考文献> S Krakow・著、山内俊雄・監訳：てんかん診療ポケットカード. p.5, 2010, 野村総一郎ほか・編：標準精神医学. 医学書院, 2009

Memo

検査・治療

うつ病・せん妄・認知症の見分け方

	うつ病	せん妄	認知症*
発症様式	発症時期を特定できる	急性・亜急性	徐々に進行
日内変動	午前中に症状が重い	夜間に悪化することが多い	なし。夜間せん妄を起こすことがある
症状持続	長期にわたる	短期間が多い	緩徐に進行
病識	自覚あり。過大に表現する	欠如していることが多い	初期には自覚。進行すると欠如
見当識	保たれる（仮性認知症を除く）	変動して障害	進行性に障害
記憶	仮性認知症では短期・長期記憶が同程度に障害	即時再生の障害	遅延再生の障害。短期記憶の障害
思考	緩慢	散乱、夢幻様	内容の貧困化
知覚	正常	錯視、幻視	異常は目立たない
会話	会話量が減少	まとまりが悪い	言葉が思い出せない
妄想	心気、罪業、貧困などの微小妄想	知覚障害に関する妄想	記憶障害に関する妄想、誤認性妄想
気分・感情	抑うつ気分、気力の低下、不安、焦燥	不安、恐怖、興奮、無感情、多幸	多幸、抑うつ気分、無感情、正常などさまざま
睡眠障害	早朝覚醒が典型的	睡眠覚醒リズムの障害	しばしば昼夜逆転

＊血管性認知症は除く

<参考文献>藤崎慎一：Community Care 9:20, 2008. 長谷川和夫：おはよう 21 2:68-69, 2010

認知症

		特徴
脳血管性認知症		脳血管障害に関連して発症する認知機能障害。意欲・自発性低下、遂行機能障害がよくみられる
変性疾患	アルツハイマー型認知症（AD）	近時記憶障害が特徴的。このほか、妄想、うつ症状などの精神症状がみられる
	レビー小体型認知症（LBD）	具体的で詳細な内容の幻視が繰り返しみられる。うつ症状や、日中での過度の睡眠などもみられる
	前頭側頭型認知症（FTD）	病識の欠如や、感情障害、脱抑制・反社会的行動などの性格変化がみられる。食行動異常を呈することもある

	脳血管性認知症	アルツハイマー型認知症
性別	男性に多い	女性に多い
初期症状	脳梗塞が多い	記憶障害
その他	高血圧症、脳梗塞の既往歴	進行とともに、徘徊や失禁あり

検査・治療

失語・失行・失認

● 失 語

発話が非流暢	ブローカ失語 (運動性失語)	ゆっくり苦労しながら話す（努力発話）。発話量は少ない。聴覚的理解に軽度の障害があり、書字にも障害が現れる
	全失語	読み、書き、聞く、話す、のすべてが障害
発話は流暢	ウェルニッケ失語	多弁になることもある。聴覚的理解は重度に障害され、話のつじつまが合わなくなる
	健忘性失語	聴覚的理解や復唱、読み書き能力は比較的良好。呼称や語想起に障害がある
その他	超皮質性運動失語	理解力には問題がないが発話量は少なく、自分から話しかけることは少ない。相手のことばを復唱することが多い
	超皮質性感覚失語	理解力に重度の障害があるが、発話量には問題はない
	伝導失語	聴覚的理解は比較的良好。復唱や自発語、呼称、音読で字性錯語が多い

すぐ調 ● 精神科

● 失行

肢節運動失行	ボタンをはめるといった、習慣的動作ができなくなる
観念失行	歯ブラシを使って歯を磨くなど、ある目的のための一連の連続動作ができなくなる
観念運動失行	道具などの物品なしに、手ぶり身ぶりだけで行うことが困難になる。また模倣や指示による動作も困難
構成失行	図形の描画と模写、積木の構成など、二次元または三次元の図形や形の構成が困難
着衣失行	服を着ることができなかったり、誤って着用する

● 失認

視空間失認	3次元空間を正しく捉えることが困難。半側空間無視や地誌的障害などがある
視覚性失認	視力や視野に異常がないのに、視覚による認知ができない（ex）鉛筆を見てもわからない、色の名前が言えない、よく知った人の顔がわからない）
聴覚性失認	日常よく聞く音（環境音）を聞いても、何の音だかわからない
身体失認	半側の体がまるで存在しないように振舞ったり、自分の病態（片麻痺）を否認する
皮質聾	側頭葉皮質障害による難聴、あるいは聴覚の認知障害
触覚失認	日常よく用いている物を触っても、それがなんだかわからない

検査・治療

29

注意したい薬と食べ物・飲み物の組み合わせ

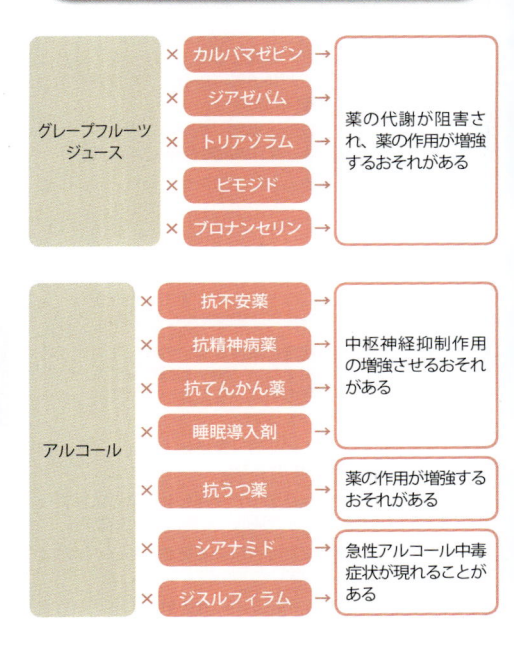

グレープフルーツジュース
- × カルバマゼピン
- × ジアゼパム
- × トリアゾラム
- × ピモジド
- × ブロナンセリン

→ 薬の代謝が阻害され、薬の作用が増強するおそれがある

アルコール
- × 抗不安薬
- × 抗精神病薬
- × 抗てんかん薬
- × 睡眠導入剤

→ 中枢神経抑制作用の増強させるおそれがある

- × 抗うつ薬

→ 薬の作用が増強するおそれがある

- × シアナミド
- × ジスルフィラム

→ 急性アルコール中毒症状が現れることがある

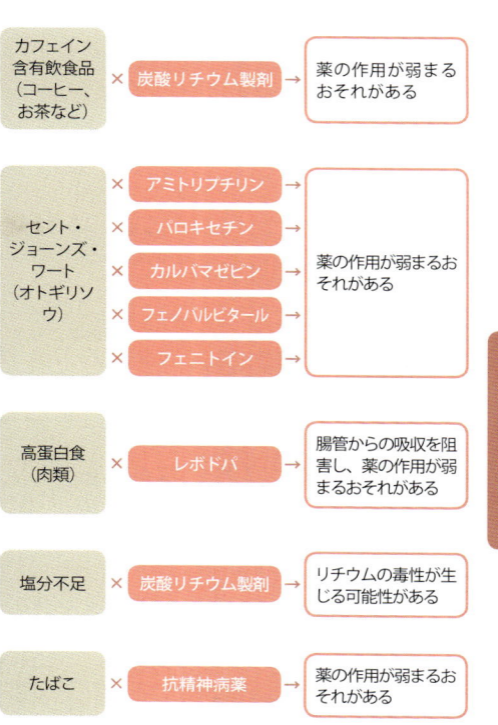

食品・嗜好品		薬剤		影響
カフェイン含有飲食品（コーヒー、お茶など）	×	炭酸リチウム製剤	→	薬の作用が弱まるおそれがある
セント・ジョーンズ・ワート（オトギリソウ）	×	アミトリプチリン	→	薬の作用が弱まるおそれがある
	×	パロキセチン	→	
	×	カルバマゼピン	→	
	×	フェノバルビタール	→	
	×	フェニトイン	→	
高蛋白食（肉類）	×	レボドパ	→	腸管からの吸収を阻害し、薬の作用が弱まるおそれがある
塩分不足	×	炭酸リチウム製剤	→	リチウムの毒性が生じる可能性がある
たばこ	×	抗精神病薬	→	薬の作用が弱まるおそれがある

検査・治療

主な併用注意薬・禁忌薬

■ 注意薬
■ 禁忌薬

催眠・鎮静薬

- × **MAO阻害薬** → 中枢神経抑制作用を増強するおそれがある
- × **リトナビル** → 催眠・鎮静薬の作用が増強され、過度の鎮静や呼吸抑制が起こることがある

抗精神病薬

- × **抗コリン薬（アーテン、アキネトンなど）** → 抗コリン薬の作用が増強したり、精神症状が悪化することがある
- × **炭酸リチウム製剤（リーマスなど）** → 心電図の変化、重症の錐体外路症状などが現れることがある
- × **アドレナリン（ボスミンなど）** → アドレナリンの作用を逆転させ、血圧が降下することがある

処方薬	×	相互作用する薬	→	作用・副作用
抗うつ薬	×	経口避妊薬	→	抗うつ薬の作用が強まり、過鎮静になることがある
	×	MAO阻害薬	→	セロトニン症候群が現れることがある
抗てんかん薬	×	気管支喘息薬（ラオドールなど）	→	気管支拡張薬の効果が弱まり、喘息が悪化することがある
	×	利尿薬（ラシックスなど）	→	相互作用による起立性低血圧や、処方薬の作用増強による過鎮静になることがある
	×	H₂ブロッカー（ガスターなど）	→	てんかん薬の作用増強による過鎮静になることがある
	×	タダラフィル（アドシルカ）	→	相互の作用が弱まるおそれがある
解熱・鎮痛薬（NSAIDs）	×	炭酸リチウム製剤（リーマスなど）	→	リチウムの排出が阻害されて血中濃度が高まり、リチウム中毒が生じる可能性がある

検査・治療

Japan Coma Scale (JCS)

Ⅰ. 覚醒している（1桁の点数で表現）	
0	意識清明
1	見当識は保たれているが意識清明ではない
2	見当識障害がある
3	自分の名前・生年月日が言えない
Ⅱ. 刺激に応じて、一時的に覚醒する（2桁の点数で表現）	
10	普通の呼びかけで開眼する
20	大声で呼びかけたり、強く揺するなどで開眼する
30	痛み刺激を加えつつ、呼びかけを続けると辛うじて開眼する
Ⅲ. 刺激しても覚醒しない（3桁の点数で表現）	
100	痛みに対して払いのけるなどの動作をする
200	痛み刺激で手足を動かしたり、顔をしかめたりする
300	痛み刺激に対し、まったく反応しない

＊次の状態があれば付加する。R：不穏、I：失禁、A：自発性喪失
記載例）3A、20I

Glasgow Coma Scale (GCS)

E	eyes open 開眼	自発的開眼	4
		呼びかけで開眼	3
		疼痛により開眼	2
		開眼なし	1
V	best verbal response 最良言語反応	見当識あり	5
		混乱した会話	4
		混乱した言葉	3
		理解不明の音声	2
		発語なし	1
M	best motor response 最良運動反応	命令に従う	6
		疼痛部へ向かう	5
		逃避あり	4
		異常な屈曲	3
		異常な伸展	2
		運動なし	1

E + V + M = 3 ～ 15。E、V、M の各項の評価点の総和をもって意識障害の重症度とする。最重症：3点、最軽症：15点、V、M 項では繰り返し検査の最良反応とする。
記載例）E3、V2、M3　合計 8 点

瞳孔所見

■ 意識障害時の瞳孔所見

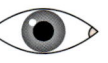

● 正常
3～4 mm
左右の大きさが同じ

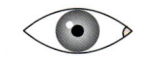

● 両側の軽度縮瞳
2～3 mm 以下
対光反射（＋）
障害部位：間脳
（代謝異常）

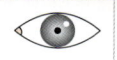

● 両側の重度縮瞳（針先瞳孔）
2 mm 以下
対光反射（＋）
障害部位：橋

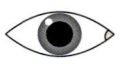

● 中間位
4～5 mm
対光反射（－）
障害部位：中脳

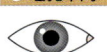

● 瞳孔不同
左右で 0.5 mm 以上の差
対光反射（－）
障害部位：片側小脳テント

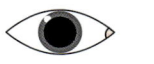

● 両側の瞳孔散瞳
5 mm 以上
対光反射（＋）副交感神経障害
対光反射（－）低酸素状態

■ 薬物中毒の瞳孔所見

コカイン	散瞳
ヘロイン（モルヒネ） 有機リン（サリンなど）	縮瞳

Memo

成人の一次救命処置 (BLS)

1 反応なし
　↓ 大声で叫び、応援を呼ぶ
　　緊急通報・AED/除細動器を依頼

2 呼吸をみる ── 普段どおりの呼吸あり → 気道確保
　↓　　　　　　　　　　　　　　　　応援・ALSチームを待つ
　　　　　　　　　　　　　　　　　　回復体位を考慮する

3 呼吸なし＊
　↓　　　　＊死戦期呼吸は心停止として扱う

4 CPR
- ただちに胸骨圧迫を開始する
  - 強く（成人は少なくとも5 cm、小児は胸の厚さの約1/3）
  - 速く（少なくとも100回/分）
  - 絶え間なく（中断を最小にする）
- 人工呼吸ができる場合：30：2で胸骨圧迫に人工呼吸を加える
- 人工呼吸ができない、またはためらわれる場合：胸骨圧迫のみを行う

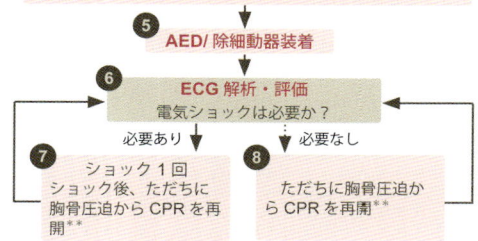

5 AED/除細動器装着

6 ECG解析・評価
　電気ショックは必要か？

　必要あり → **7** ショック1回 ショック後、ただちに胸骨圧迫からCPRを再開＊＊

　必要なし → **8** ただちに胸骨圧迫からCPRを再開＊＊

＊＊強く、速く、絶え間ない胸骨圧迫を！

ALSチームに引き継ぐまで、あるいは患者に正常な呼吸や目的のあるしぐさが認められるまでCPRを続ける

（JRC蘇生ガイドライン2010より）

主な薬剤

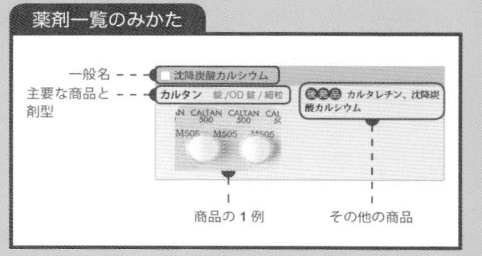

薬剤一覧のみかた

一般名 —— 沈降炭酸カルシウム

主要な商品と剤型 —— カルタン 錠/OD錠/細粒

その他の商品 —— カルタレチン、沈降炭酸カルシウム

商品の1例

* 2018年1月現在の薬剤情報を元に作成しています。

抗精神病薬

〔新世代（非定型）抗精神病薬〕

■ セロトニン・ドパミン拮抗薬

■ リスペリドン

リスパダール
錠 / OD錠 / 細粒 / 内用液

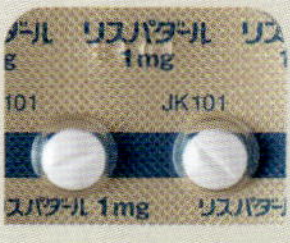

後発品 リスペリドン

■ ペロスピロン塩酸塩水和物　■ ブロナンセリン

ルーラン　錠

ロナセン　錠 / 散

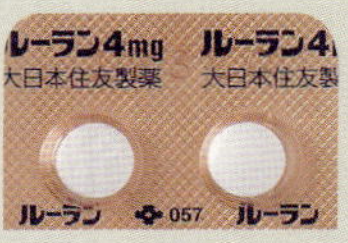

後発品 ペロスピロン塩酸塩

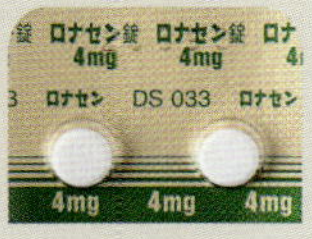

■ ブレクスピプラゾール

レキサルティ　錠

■ クロザピンと類似化合物

■ クロザピン

クロザリル　錠

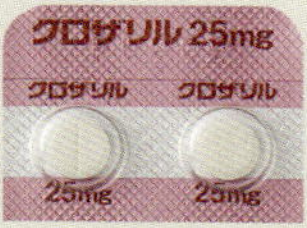

■ オランザピン

ジプレキサ　錠/ザイディス錠(OD錠)/細粒

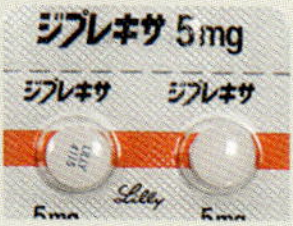

■ クエチアピンフマル酸塩

セロクエル　錠/細粒

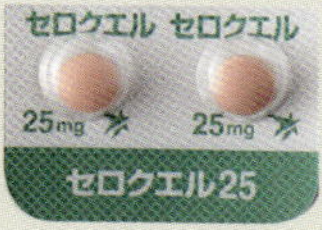

後発品 リスペリドン

■ ドパミン受容体部分アゴニスト

■ アリピプラゾール

エビリファイ
錠/OD錠/散/内用液

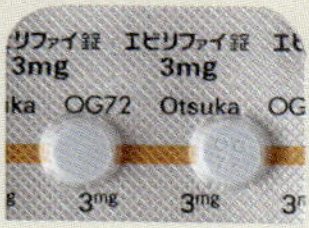

主な薬剤

抗精神病薬

41

〔定型抗精神病薬〕

■ ブチロフェノン誘導体（高力価群）

□ ハロペリドール

セレネース　錠/細粒/内服液/注

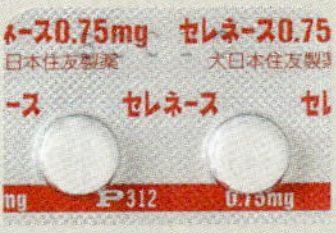

後発品 ハロステン、ハロペリドール、リントン

□ チミペロン

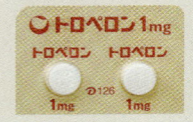

トロペロン　錠/細粒/注

□ スピペロン

スピロピタン　錠

■ フェノチアジン誘導体（高力価群）

□ フルフェナジンマレイン酸塩

フルメジン　錠/散

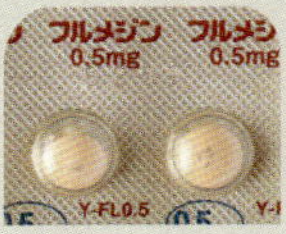

□ ペルフェナジン

ピーゼットシー PZC　糖衣錠/散/注

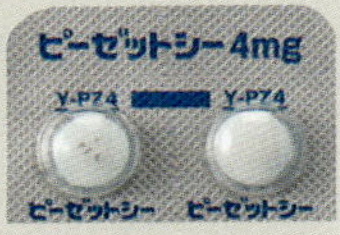

トリラホン　錠/散

□ プロクロルペラジン

ノバミン　錠/注

42　すぐ調 ● 精神科

■ ベンザミド誘導体（高力価群）

■ ネモナプリド

エミレース　錠

■ フェノチアジン誘導体（低力価群）

■ クロルプロマジン

コントミン　糖衣錠 / 筋注　　ウインタミン　細粒

後発品　クロルプロマジン塩酸塩

■ レボメプロマジン

ヒルナミン　錠 / 散 / 細粒 / 注　　レボトミン　錠 / 散 / 顆粒 / 注

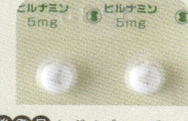

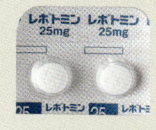

後発品　レボメプロマジン

■ ブチロフェノン誘導体（低力価群）

■ ピパンペロン塩酸塩（フロロピパミド塩酸塩）

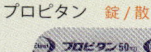

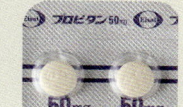

プロピタン　錠 / 散

主な薬剤

抗精神病薬

チエピン誘導体(中間・異型群)

プロペリシアジン

ニューレプチル　錠/細粒/液

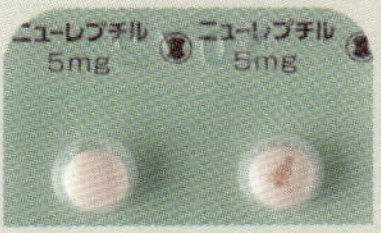

ゾテピン

ロドピン　錠/細粒　　**後発品** セトウス、ゾテピン、ロシゾピロン

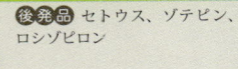

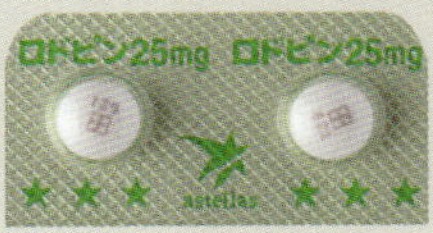

イミノジベンジル誘導体(中間・異型群)

クロカプラミン塩酸塩

クロフェクトン　錠/顆粒　　**後発品** パドラセン

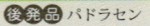

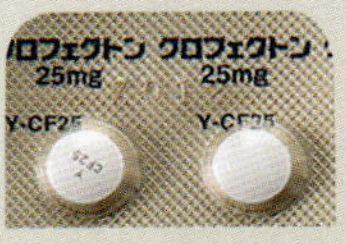

モサプラミン塩酸塩

クレミン　錠/顆粒

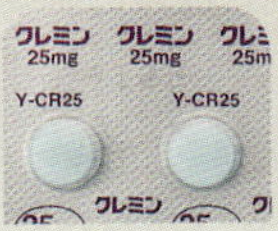

■ ブチロフェノン系（中間・異型群）

■ ブロムペリドール

インプロメン　錠 / 細粒　　　後発品 ブロムペリドール

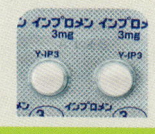

■ ピモジド

オーラップ　錠 / 細粒

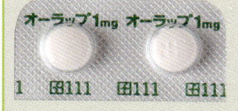

■ ベンザミド誘導体（中間・異型群）

■ スルピリド

ドグマチール
錠 / カプセル / 細粒 / 注　　後発品 アビリット、スルピリド、ピリカプル、ミラドール

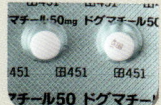

■ スルトプリド塩酸塩

バルネチール　錠 / 細粒　　後発品 スルトプリド塩酸塩、バチール

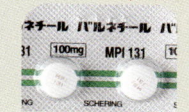

主な薬剤

抗精神病薬

〔持効型抗精神病薬〕

■ 4週持効型
■ ハロペリドールデカン酸エステル

ネオペリドール　注　　　　　ハロマンス　注

■ フルフェナジンデカン酸エステル

フルデカシン　筋注

■ 2週持効型
■ リスペリドン

リスパダール　コンスタ　筋注用キット

〔舌下錠〕

■ アセナピンマレイン酸塩

シクレスト　舌下錠

抗うつ薬

〔モノアミン再取り込み阻害薬〕

■ **選択的セロトニン再取り込み阻害薬（SSRI）**

□ フルボキサミンマレイン酸塩

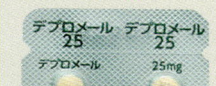

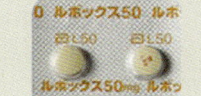

デプロメール 錠　　　　ルボックス 錠

後発品 フルボキサミンマイレン酸塩

□ パロキセチン塩酸塩水和物　　□ 塩酸セルトラリン

パキシル 錠／CR錠（徐錠）　　ジェイゾロフト 錠／OD錠

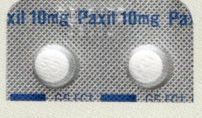

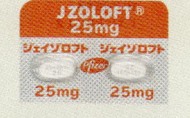

後発品 パロキセチン　　　後発品 セルトラリン

□ エスシタロプラムシュウ酸塩

レクサプロ 錠

主な薬剤

抗精神病薬／抗うつ薬

47

■ セロトニン・ノルアドレナリン再取り込み阻害薬（SNRI）

■ ミルナシプラン塩酸塩

トレドミン 錠

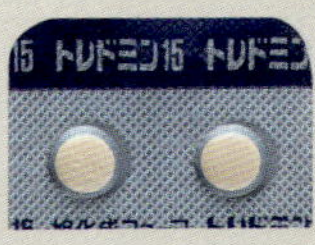

後発品 ミルナシプラン塩酸塩

■ デュロキセチン塩酸塩

サインバルタ カプセル

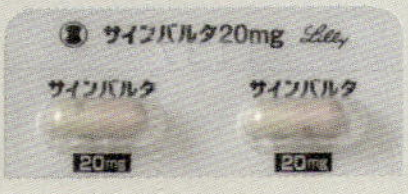

■ ノルアドレナリン系＞セロトニン系

■ ノルトリプチリン塩酸塩

ノリトレン 錠

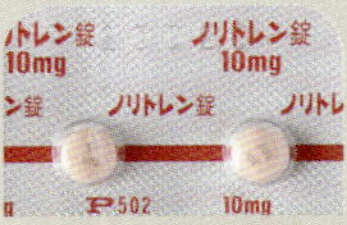

■ アモキサピン

アモキサン カプセル／細粒

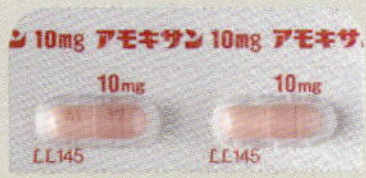

■ マプロチリン塩酸塩

ルジオミール 錠

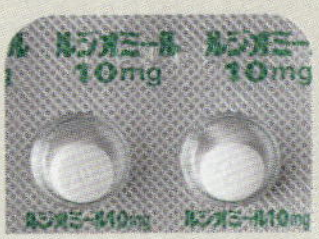

後発品 クロンモリン、マプロチリン塩酸塩、マプロミール

48　すぐ調 ● 精神科

■ セロトニン系＞ノルアドレナリン系

■ イミプラミン塩酸塩

イミドール 錠

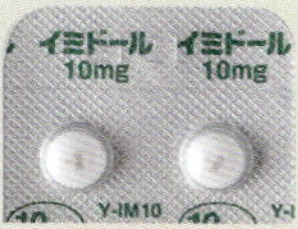

トフラニール 錠

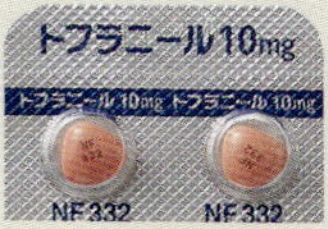

■ アミトリプチリン塩酸塩

トリプタノール 錠

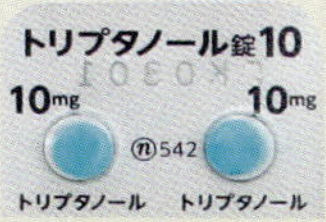

■ トリミプラミンマレイン酸塩

スルモンチール 錠 / 散

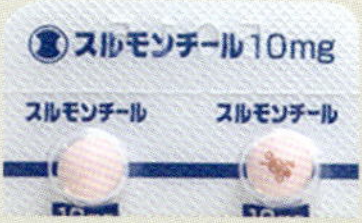

■ クロミプラミン塩酸塩

アナフラニール
錠 / 点滴静注用

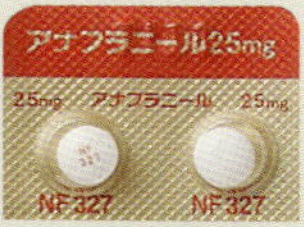

■ ロフェプラミン塩酸塩

アンプリット 錠

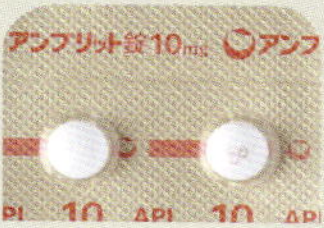

■ ドスレピン塩酸塩

プロチアデン 錠

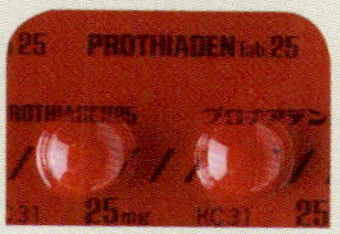

主な薬剤

抗うつ薬

49

■ トラゾドン塩酸塩

| デジレル 錠 | レスリン 錠 |

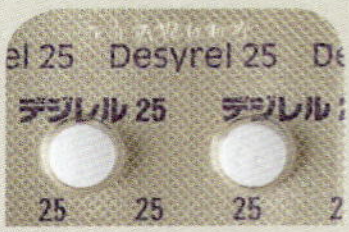

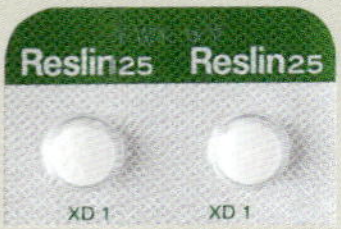

(後発品) トラゾドン塩酸塩

〔ノルアドレナリン作動性・特異的セロトニン作動性薬(NaSSA)〕

■ ミルタザピン

| リフレックス 錠 | レメロン 錠 |

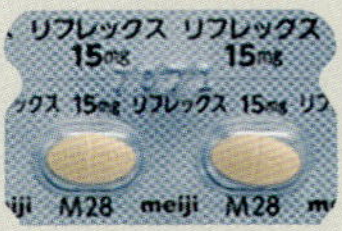

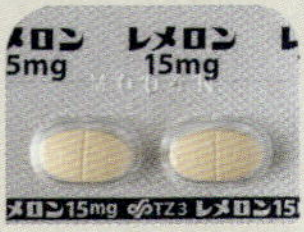

〔シナプス前α_2-アドレナリン受容体を阻害する薬物〕

■ ミアンセリン塩酸塩　　■ セチプチリンマレイン酸塩

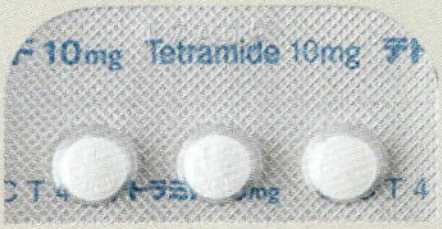

| テトラミド 錠 | テシプール 錠 |

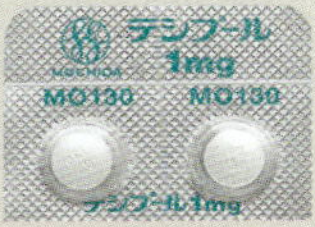

(後発品) セチプチリンマレイン酸塩

〔ドパミン系薬物〕

■ スルピリド ⇒ p.45 参照

▶ 気分安定薬（抗躁薬）

- 炭酸リチウム
  - リーマス 錠　　　後発品 炭酸リチウム
- クエチアピンフマル酸塩徐放錠
  - ビプレッソ 徐放錠
- ラモトリギン ⇒ p.65 参照
- バルプロ酸ナトリウム ⇒ p.63 参照
- カルバマゼピン ⇒ p.63 参照

▶ 精神刺激薬

- モダフィニル
  - モディオダール 錠
- メチルフェニデート塩酸塩
  - リタリン 錠/散
  - コンサータ 錠
- ペモリン
  - ベタナミン 錠
- アトモキセチン塩酸塩
  - ストラテラ カプセル/内用液

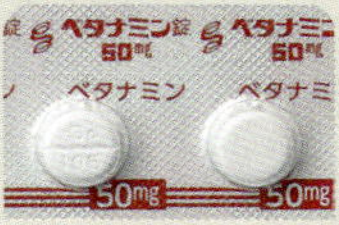

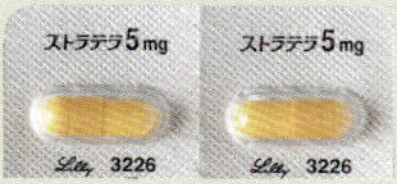

主な薬剤

抗うつ薬／気分安定薬（抗躁薬）／精神刺激薬

抗不安薬

■ ベンゾジアゼピン系（短期作用型：6時間以内）

■ エチゾラム（高力価型）

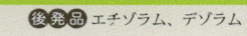

デパス　錠/細粒　　　後発品 エチゾラム、デゾラム

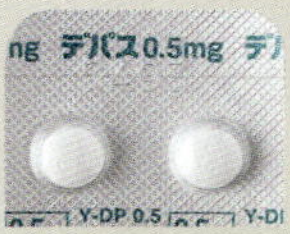

■ クロチアゼパム（低力価型）

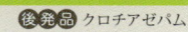

リーゼ　錠/顆粒　　　後発品 クロチアゼパム

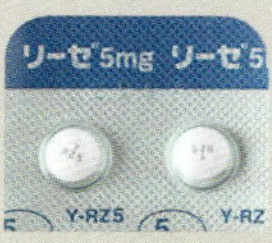

■ フルタゾラム（低力価型）

コレミナール　錠/細粒

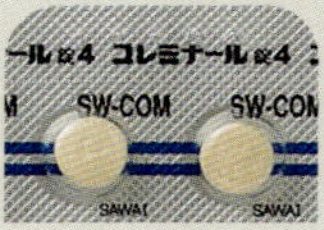

52　すぐ調 ● 精神科

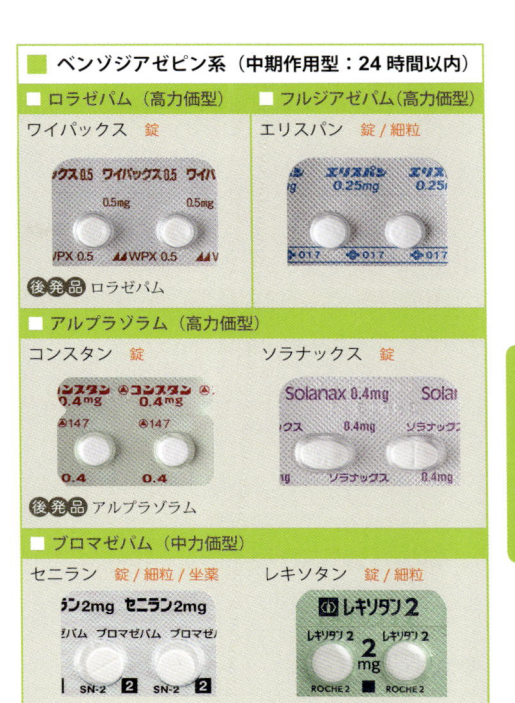

ベンゾジアゼピン系（中期作用型：24時間以内）

ロラゼパム（高力価型）

ワイパックス　錠

後発品 ロラゼパム

フルジアゼパム（高力価型）

エリスパン　錠／細粒

アルプラゾラム（高力価型）

コンスタン　錠

後発品 アルプラゾラム

ソラナックス　錠

ブロマゼパム（中力価型）

セニラン　錠／細粒／坐薬

レキソタン　錠／細粒

主な薬剤

抗不安薬

■ ベンゾジアゼピン系（長期作用型：24時間以上）

■ ジアゼパム（中力価型）

セルシン　錠/散/シロップ/注　後発品 ジアゼパム、ホリゾン

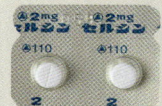

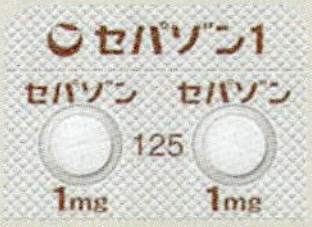

ダイアップ　坐薬

■ クロキサゾラム（中力価型）

セパゾン　錠/散

■ クロルジアゼポキシド（低力価型）

コントール　錠/散　　　　　バランス　錠/散

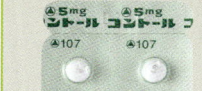

後発品 クロルジアゼポキシド

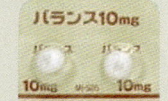

■ メダゼパム（低力価型）

レスミット　錠　　　　　後発品 メダゼパム

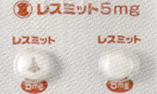

54　すぐ調 ● 精神科

ベンゾジアゼピン系（超長期作用型：50時間以上）

フルトプラゼパム（高力価型）
レスタス　錠

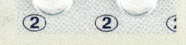

ロフラゼプ酸エチル（高力価型）
メイラックス　錠/細粒

後発品 ジメトックス、ロフラゼプ酸エチル

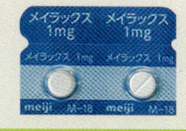

メキサゾラム（高力価型）
メレックス　錠/細粒

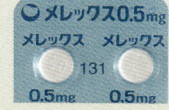

オキサゾラム（低力価型）
セレナール　錠/散

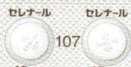

主な薬剤

抗不安薬

55

■ 非ベンゾジアゼピン系

■ タンドスピロンクエン酸塩

セディール 錠　　　　　　　　後発品 タンドスピロンクエン酸塩

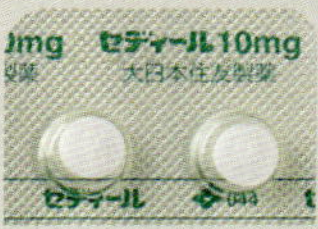

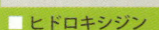

■ ヒドロキシジン

アタラックス 〈塩酸塩〉錠　　アタラックスP 〈パモ酸〉カプセル / 散 / ドライシロップ / シロップ 〈塩酸塩〉注

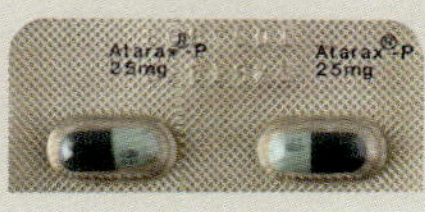

Memo

催眠・鎮静薬

■ 非ベンゾジアゼピン系

□ ゾルピデム酒石酸塩
マイスリー 錠

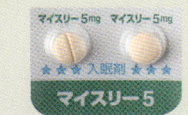

後発品 ゾルピデム酒石酸塩

□ ゾピクロン
アモバンテス 錠

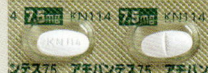

後発品 アモバン、ゾピクロン、ドパリール

■ ベンゾジアゼピン系（超短期作用型）

□ トリアゾラム
ハルシオン 錠
後発品 トリアゾラム、ハルラック

□ エスゾピクロン
ルネスタ 錠

■ ベンゾジアゼピン系（短期作用型）

□ ブロチゾラム
レンドルミン 錠／D錠

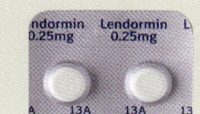

後発品 グッドミン、ソレントミン、ノクスタール、ブロチゾラム

主な薬剤

抗不安薬／催眠・鎮静薬

57

■ リルマザホン塩酸塩水和物

リスミー 錠　　　　　　　後発品 塩酸リルマザホン

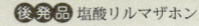

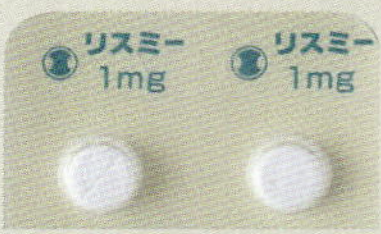

■ ロルメタゼパム

エバミール 錠　　　　　ロラメット 錠

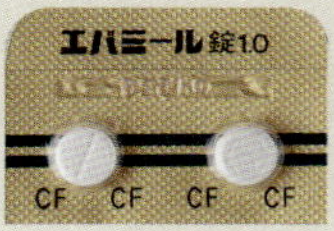

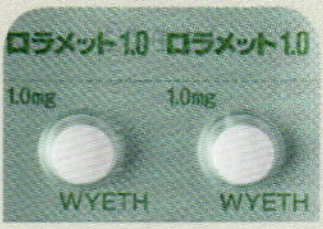

ベンゾジアゼピン系（中期作用型）

■ ニメタゼパム

エリミン 錠

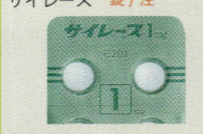

■ フルニトラゼパム　　　■ エスタゾラム

サイレース 錠/注　　　　ユーロジン 錠/散

後発品 フルニトラゼパム、ロヒプノール　　　後発品 エスタゾラム

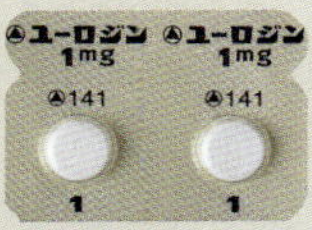

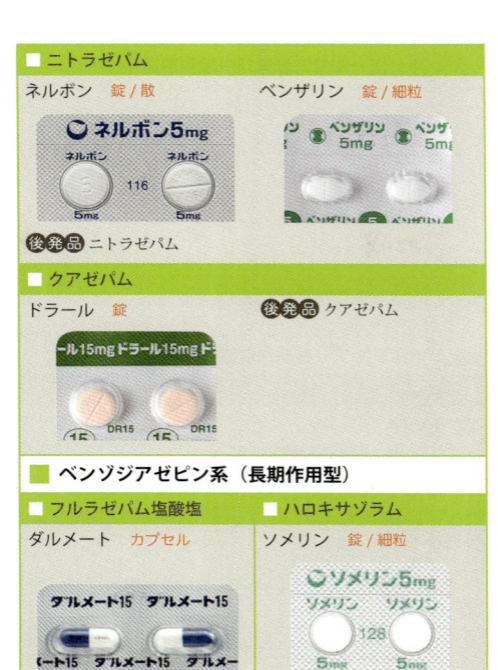

■ ニトラゼパム

ネルボン 錠/散　　　ベンザリン 錠/細粒

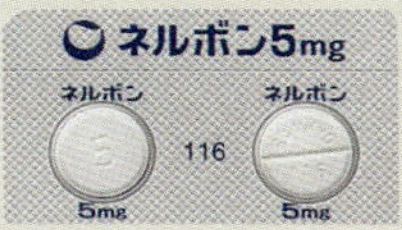

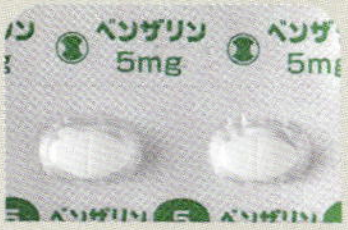

後発品 ニトラゼパム

■ クアゼパム

ドラール 錠　　　　後発品 クアゼパム

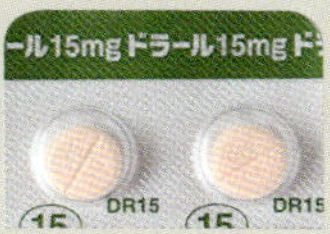

■ ベンゾジアゼピン系（長期作用型）

■ フルラゼパム塩酸塩

ダルメート カプセル

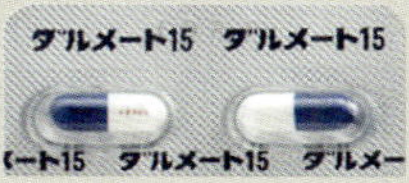

■ ハロキサゾラム

ソメリン 錠/細粒

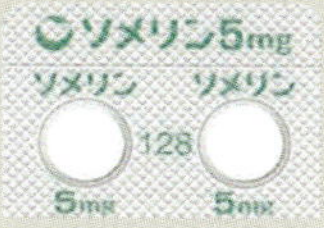

主な薬剤

催眠・鎮静薬

バルビツール酸誘導体（中期作用型）

ペントバルビタールカルシウム

ラボナ 錠

アモバルビタール

イソミタール 末

ラメルテオン（長期作用型）

ゼレム 錠

その他

ブロモバレリル尿素（短期作用型）

ブロバリン 末
ブロムワレリル尿素 末
ブロモバレリル尿素 末

スボレキサント（短期作用型）

ベルソムラ 錠

〔合剤〕

ベゲタミン A錠 / B錠

▶ アルツハイマー型認知症薬

■ アルツハイマー型認知症治療薬

■ ドネペジル塩酸塩

アリセプト　錠・D錠／細粒　　後発品 ドネペジル塩酸塩
ドライシロップ／ゼリー

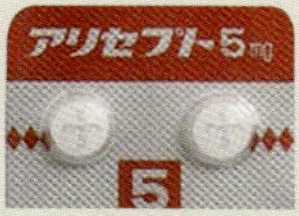

■ ガランタミン臭化水素酸塩

レミニール　錠・OD錠／内用液

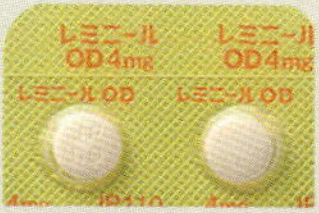

■ リバスチグミン

イクセロン　パッチ
リバスタッチ　パッチ

■ グルタミン酸 NMDA 受容体拮抗薬

■ メマンチン塩酸塩

メマリー　錠・OD錠

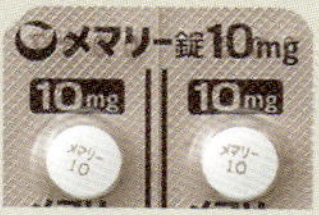

主な薬剤

催眠・鎮静薬／アルツハイマー型認知症薬

61

抗てんかん薬

〔第一世代薬〕

■ フェニトイン系

□ フェニトイン（PHT）

アレビアチン　錠/散/注　　　ヒダントール　錠/散

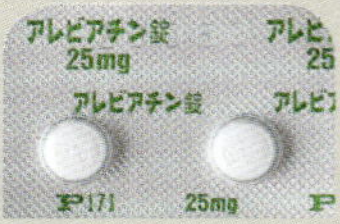

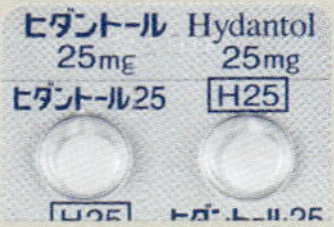

■ バルビツール酸系

□ フェノバルビタール（PB）

フェノバール　錠/散/末/エリキシル/注　　　フェノバルビタール　散/末

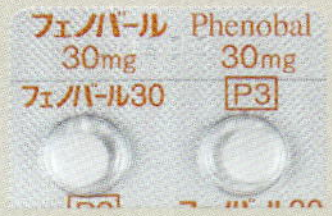

□ フェノバビタールナトリウム

ノーベルバール　静注用　　ルピアール　坐薬
　　　　　　　　　　　　　ワコビタール　坐薬

62　すぐ調 ● 精神科

■ プリミドン

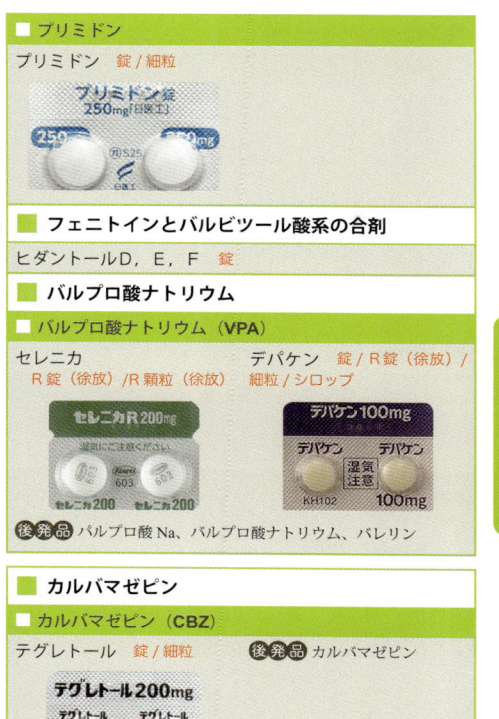

プリミドン　錠 / 細粒

■ フェニトインとバルビツール酸系の合剤

ヒダントールD，E，F　錠

■ バルプロ酸ナトリウム

■ バルプロ酸ナトリウム（VPA）

セレニカ
R錠（徐放）/R顆粒（徐放）

デパケン　錠 / R錠（徐放）/
細粒 / シロップ

(後)(発)(品) バルプロ酸Na、バルプロ酸ナトリウム、バレリン

■ カルバマゼピン

■ カルバマゼピン（CBZ）

テグレトール　錠 / 細粒　　　　(後)(発)(品) カルバマゼピン

主な薬剤

抗てんかん薬

63

■ ベンゾジアゼピン系

□ クロナゼパム
リボトリール 錠/細粒
ランドセン 錠/細粒

□ クロバザム
マイスタン 錠/細粒

□ ミダゾラム
ミダフレッサ 静注
ドルミカム 注
後発品 ミダゾラム

■ その他
□ ゾニサミド ⇒ p.70 参照

〔第二世代薬〕

■ ガバペンチン
ガバペン 錠/シロップ

■ トピラマート

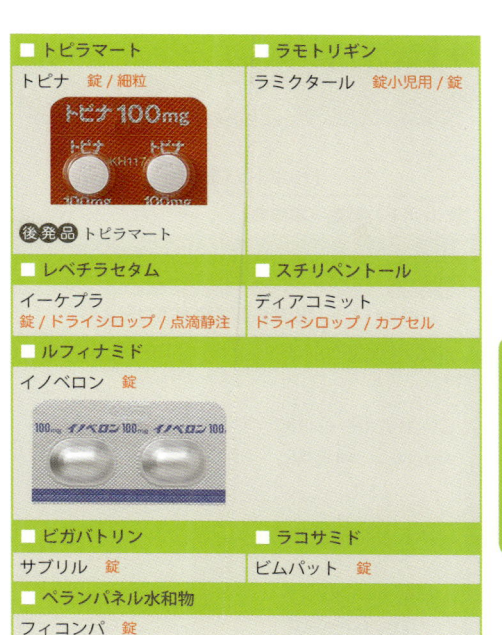

トピナ　錠/細粒

後発品 トピラマート

■ ラモトリギン

ラミクタール　錠小児用/錠

■ レベチラセタム

イーケプラ
錠/ドライシロップ/点滴静注

■ スチリペントール

ディアコミット
ドライシロップ/カプセル

■ ルフィナミド

イノベロン　錠

■ ビガバトリン

サブリル　錠

■ ラコサミド

ビムパット　錠

■ ペランパネル水和物

フィコンパ　錠

主な薬剤

抗てんかん薬

▶パーキンソン病／症候群治療薬

〔レボドパ製剤〕

■ レボドパ製剤（単味剤）
■ レボドパ

ドパストン　散/カプセル/注　ドパゾール　錠

■ レボドパとドパ脱炭酸酵素阻害薬の配合剤
■ レボドパ＋カルビドパ

ネオドパストンL　錠　　　　メネシット　錠

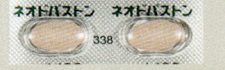

後発品 カルコーパL、ドパコールL、パーキストンL、レプリントンL

■ レボドパ＋ベンセラジド

イーシー・ドパール　錠　　　ネオドパゾール　錠

マドパー　錠

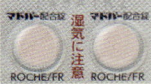

〔ドパミン受容体作用薬（アゴニスト）〕

■ 麦角アルカロイド

□ ペルゴリドメシル酸塩

| ペルマックス 錠 | 後発品 ベセラール、ペルゴリド、メシル酸ペルゴリド |

□ カベルゴリン

| カバサール 錠 | 後発品 カベルゴリン |

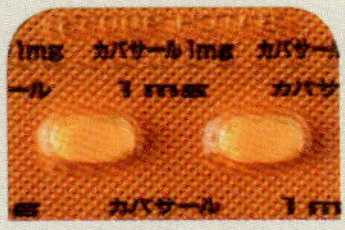

□ ブロモクリプチンメシル酸塩

| パーロデル 錠 | 後発品 アップノールB、デパロ、パドパリン、ブロモクリプチン、ブロモクリプチンメシル酸塩 |

□ ロチゴン

| ニュープロ パッチ |

主な薬剤

パーキンソン病／症候群治療薬

■ 非麦角系

■ タリペキソール塩酸塩
ドミン　錠

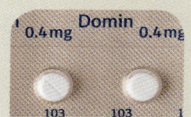

■ ロピニロール塩酸塩
レキップ　錠 / CR錠（徐放）
後発品 ロピニロール

■ プラミペキソール塩酸塩水和物
ビ・シフロール　錠
後発品 プラミペキソール塩酸塩

ミラペックス　LA錠

〔モノアミンオキシダーゼB阻害薬〕

■ セレギリン塩酸塩
エフピー　OD錠

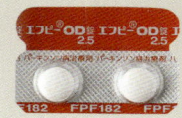

後発品 セレギリン塩酸塩

〔末梢カテコール-O-メチル転移酵素(COMT)阻害薬〕

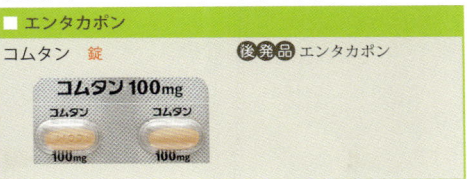

■ エンタカポン

コムタン　錠　　　　　　　後発品 エンタカポン

〔抗コリン薬〕

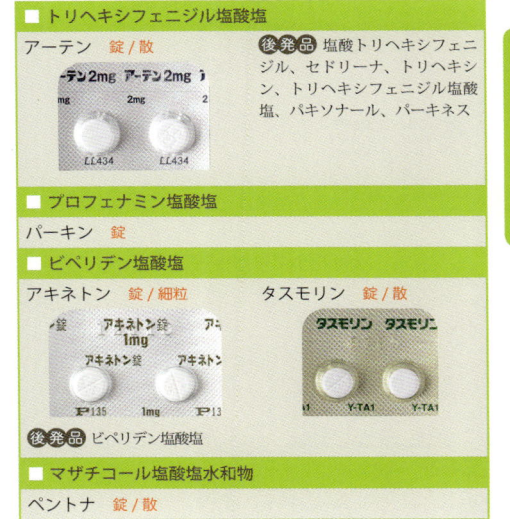

■ トリヘキシフェニジル塩酸塩

アーテン　錠/散　　　　　後発品 塩酸トリヘキシフェニジル、セドリーナ、トリヘキシン、トリヘキシフェニジル塩酸塩、パキソナール、パーキネス

■ プロフェナミン塩酸塩

パーキン　錠

■ ビペリデン塩酸塩

アキネトン　錠/細粒　　　　タスモリン　錠/散

後発品 ビペリデン塩酸塩

■ マザチコール塩酸塩水和物

ペントナ　錠/散

主な薬剤

パーキンソン病/症候群治療薬

〔ドパミン放出促進薬〕

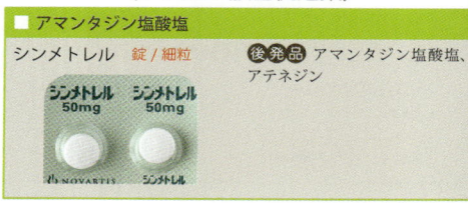

■ アマンタジン塩酸塩

シンメトレル　錠 / 細粒　　　　後発品 アマンタジン塩酸塩、アテネジン

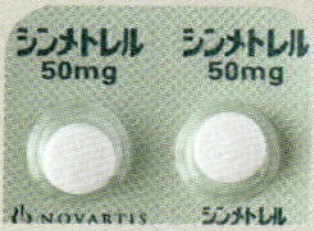

〔ノルアドレナリン系作用薬〕

■ ドロキシドパ

ドプス
OD 錠 / 細粒　　　　　　　　後発品 ドロキシドパ

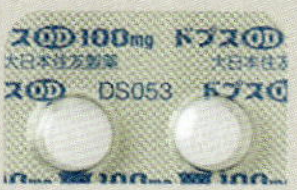

〔レボドパ作用増強薬〕

■ ゾニサミド

トレリーフ　錠 /OD 錠　　　　エクセグラン　錠 / 散

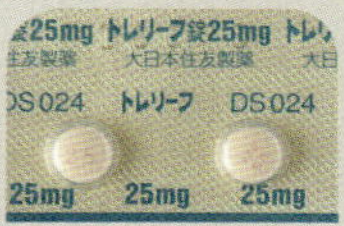

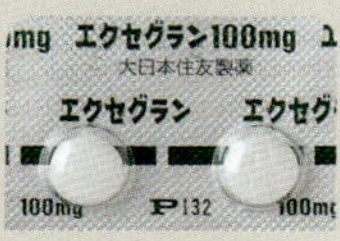

後発品 ゾニサミド

自律神経系作用薬

■ 重症筋無力症治療薬
■ ネオスチグミン
ワゴスチグミン　散/注

■ 副交感神経抑制・遮断薬
■ アトロピン硫酸塩水和物
硫酸アトロピン　末
アトロピン硫酸塩　注

■ ブチルスコポラミン臭化物
ブスコパン　錠/注　　後発品 ブチルスコポラミン臭化物、リラダン

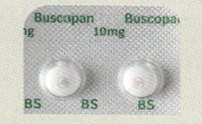

■ 自律神経調整薬
■ トフィソパム
グランダキシン　錠/細粒　　後発品 グランパム、トフィソパム

主な薬剤

パーキンソン病／症候群治療薬／自律神経系作用薬

71

解毒薬・中毒治療薬

アルコール中毒治療薬
- シアナミド
  - シアナマイド　内服液
- ジスルフィラム
  - ノックビン　原末

麻薬中毒治療薬
- ナロキソン塩酸塩
  - ナロキソン塩酸塩　静注

ベンゾジアゼピン受容体拮抗薬
- フルマゼニル
  - アネキセート　注　　後発品 フルマゼニル

ウィルソン病治療薬
- 酢酸亜鉛水和物
  - ノベルジン　カプセル / 錠

生活改善薬

■ 禁煙補助剤

■ ニコチン
ニコチネル TTS　貼付剤

■ バレニクリン酒石酸塩
チャンピックス　錠

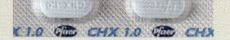

■ 断酒補助薬

■ アカンプロサートカルシウム
レグテクト　錠

脳循環代謝改善薬

■ チアプリド塩酸塩

グラマリール 錠/細粒

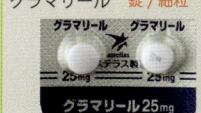

後発品 チアプリド、チアプリド塩酸塩、グリノラート、チアラリード、チアリール、ボインリール

■ スルピリド ⇒ p.45参照

Memo

筋弛緩薬

■ 痙縮・筋緊張治療薬

□ ダントロレンナトリウム水和物

ダントリウム　カプセル / 静注用

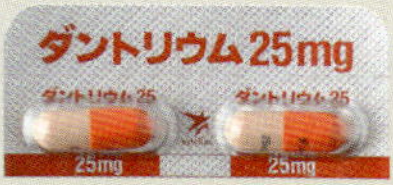

□ エペリゾン塩酸塩

ミオナール　錠 / 顆粒

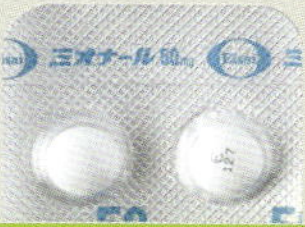

後発品 アチネス、エペソ、エペナルド、エペリナール、エペル、エボントン、エンボイ、サンバゾン、ホマライト、ミオナベース、ミオペリゾン、ミオリラーク、リンプラール

□ チザニジン塩酸塩

テルネリン　錠 / 顆粒

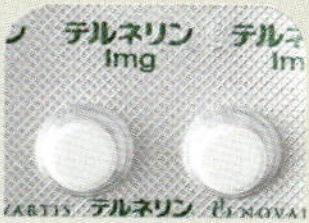

後発品 エンチニン、ギボンズ、チザニジン、チザニン、チザネリン、チロルビット、テルザニン、メキタック、モトナリン

主な薬剤

脳循環代謝改善薬／筋弛緩薬

片頭痛治療薬

■ トリプタン系薬剤

■ スマトリプタン

イミグラン
注 / キット / 錠 / 点鼻液 20
後発品 スマトリプタン

■ ゾルミトリプタン

ゾーミッグ
錠 / RM錠
後発品 ゾルミトリプタン

■ エレトリプタン臭化水素酸

レルパックス　錠

■ ナラトリプタン塩酸塩

アマージ　錠

■ 片頭痛治療薬（Ca拮抗薬）

■ 塩酸ロメリジン

ミグシス　錠

▶ 抗めまい薬

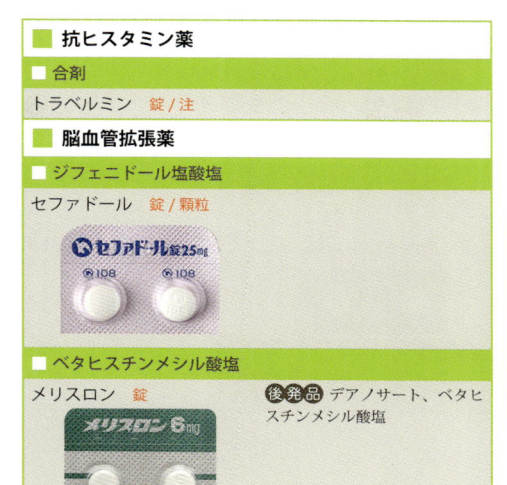

■ 抗ヒスタミン薬
■ 合剤
トラベルミン　錠/注
■ 脳血管拡張薬
■ ジフェニドール塩酸塩
セファドール　錠/顆粒

■ ベタヒスチンメシル酸塩

メリスロン　錠　　（後発品）デアノサート、ベタヒスチンメシル酸塩

主な薬剤

片頭痛治療薬／抗めまい薬

下剤

■ 塩類下剤
■ 酸化マグネシウム（略称：カマ，カマグ）
酸化マグネシウム　細粒/錠/末　**後発品** マグミット、重カマ

■ 大腸刺激性下剤
■ ピコスルファートナトリウム水和物

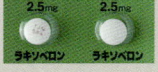

ラキソベロン　錠/液　　ピコダルム　顆粒
　　　　　　　　　　　チャルドール　錠/液
　　　　　　　　　　　ピコベン　錠
　　　　　　　　　　　スナイリン　ドライシロップ

後発品 シンラック、スルチミン、ピコスルファートナトリウム、ピコスルファートNa、ピコルーラ、ファースルー、ヨーピス、ラキソデート

■ センナエキス

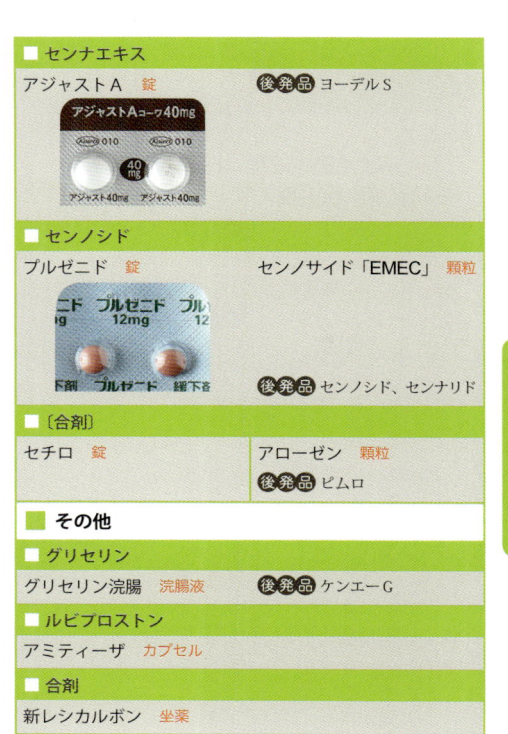

アジャストA　錠　　　　　　　　　後発品 ヨーデルS

■ センノシド

プルゼニド　錠　　　　　　　　　センノサイド「EMEC」　顆粒

後発品 センノシド、センナリド

■ 〔合剤〕

セチロ　錠　　　　　　　　　　　アローゼン　顆粒
　　　　　　　　　　　　　　　　後発品 ピムロ

■ その他

■ グリセリン

グリセリン浣腸　浣腸液　　　後発品 ケンエーG

■ ルビプロストン

アミティーザ　カプセル

■ 合剤

新レシカルボン　坐薬

主な薬剤

下剤

▶ 止痢・整腸薬

〔過敏性腸症候群（IBS）治療薬〕

■ ポリカルボフィルカルシウム
コロネル 錠/細粒　　　　　後発品 ポリカルボフィル Ca
ポリフル 錠/細粒
■ メペンゾラート臭化物
トランコロン 錠　　　　　後発品 メペンゾラート臭化物
■ ラモセトロン塩酸塩
イリボー 錠/OD錠

▶ 健胃薬

■ オキセサゼイン
ストロカイン 錠

略　語

略 語

AAA	腹部大動脈瘤 abdominal aortic aneurysm	
AA	アルコール患者匿名会 alcoholics anonymous	
ABR	聴性脳幹反応 auditory brainstem response	
AC	前交連 anterior commissure	
ACA	前大脳動脈 anterior cerebral artery	
Ach	アセチルコリン acetylcholine	
AChE	アセチルコリンエステラーゼ acetylcholine esterase	
AChR (AchR)	アセチルコリン受容体 acetylcholine receptor	
Acom (AcomA)	前交通動脈 anterior communicating artery	
ACTH	副腎皮質刺激ホルモン adrenocorticotropic hormone	
AD	アルツハイマー病 Alzheimer's disease	
ADEM	急性散在性脳脊髄炎 acute disseminated encephalomyelitis	

略語		
ADH	抗利尿ホルモン	antidiuretic hormone
ADHD	注意欠陥多動性障害	attention-deficit hyperactivity disorder
ADL	日常生活動作	activities of daily living
AIDS	後天性免疫不全症候群	acquired immunodeficiency syndrome
AHI	無呼吸・低呼吸指数	apnea-hypopnea index
ALD	副腎白質ジストロフィー	adrenoleukodystrophy
ALS	筋萎縮性側索硬化症	amyotrophic lateral sclerosis
ANA	抗核抗体	antinuclear antibody
APA	米国精神医学学会	The American Psychiatric Association
APTT	活性化部分トロンボプラスチン時間	activated partial thromboplastin time
APZ	アリピプラゾール（薬剤の一般名）	aripiprazole
ATP	アデノシン三リン酸	adenosine 5'-triphosphate
AVM	動静脈奇形	arteriovenous malformation
BBB	血液脳関門	blood-brain barrier

BDI	ベックうつ病自己評価尺度	
	Beck depression inventory	
BDNF	脳由来神経栄養因子	
	Brain-derived neurotrophic factor	
BHL	両側性肺門リンパ節腫脹	
	bilateral hilar lymphadenopathy	
BN	神経性大食症	
	bulimia nervosa	
BNS	ブロナンセリン（薬剤の一般名）	
	blonanserin	
BPD	境界（性）パーソナリティ障害	
	borderline personality disorder	
BPRS	簡易精神症状評価尺度	
	Brief Psychiatric Rating Scale	
BPSD	認知症周辺症状	
	behavioral and psychologcial symptoms of dementia	
CA	カテコラミン	
	catecholamine	
CAA	脳アミロイド血管症	
	cerebral amyloid angiopathy	
CAG	頸動脈造影（法）	
	carotid angiography	
CBD	大脳皮質基底核変性症	
	corticobasal degeneration	
CBF	脳血流（量）	
	cerebral blood flow	
CBV	脳血液量	
	cerebral blood volume	

CBZ	カルバマゼピン（薬剤の一般名）	
	carbamazepine	
CC	脳梁	
	corpus callosum（ラテン語）	
CDR	認知機能検査	
	clinical dementia rating	
ChE	コリンエステラーゼ	
	cholinesterase	
CJD	クロイツフェルト・ヤコブ病	
	Creutzfeldt-Jakob disease	
CK	クレアチンキナーゼ（＝ CPK）	
	creatine kinase	
CLP	コンサルテーション・リエゾン精神医学	
	consultation-liaison psychiatry	
CMI	コーネル健康調査指数	
	Cornell medical index	
CMV	サイトメガロウイルス	
	cytomegalovirus	
CNS	中枢神経系	
	central nervous system	
COMT	カテコール -O- メチル転移酵素	
	catechol-*O*-methyltransferase	
CP	脳性麻痺	
	cerebral palsy	
CP angle	小脳橋角部	
	cerebellopontine angle	
CPAP	持続的陽圧呼吸	
	continuous positive airway pressure	

略語

CPK	クレアチンホスフォキナーゼ（= CK）	
	creatine phospho kinase	
CPM	橋中心髄鞘崩壊（症）	
	central pontine myelinolysis	
CPS	複雑部分発作	
	complex partial seizure	
CPZ	クロルプロマジン（薬剤の一般名）	
	chlorpromazine	
CRH	副腎皮質刺激ホルモン	
	corticotropin-releasing hormone	
CSF	（脳脊）髄液	
	cerebrospinal fluid	
CT	コンピュータ断層撮影	
	computed tomography, computerized tomography	
CTS	手根管症候群	
	carpal tunnel syndrome	
CVA	脳血管障害	
	cerebrovascular accident	
CVD	脳血管疾患	
	cerebrovascular disease	
CZP	クロナゼパム（薬剤の一般名）	
	clonazepam	
DA	ドパミン	
	dopamine	
DARC	薬物依存者リハビリセンター	
	Drug Addiction Rehabilitation Center	
DAT	アルツハイマー型認知症	
	dementia of Alzheimer type	

DBS	脳深部刺激	
	deep brain stimulation	
DIC	播種性血管内凝固	
	disseminated intravascular coagulation	
DID	解離性同一性障害	
	dissociative identify disorder	
DLB	レビー小体型認知症	
	dementia with Lewy bodies	
DLBD	びまん性レビー小体型認知症	
	diffuse Lewy body disease	
DM	糖尿病	
	diabetes mellitus	
DNA	デオキシリボ核酸	
	deoxyribonucleic acid	
DPD	非社会性人格障害	
	dissocial personality disorder	
DRPLA	歯状核赤核淡蒼球ルイ体萎縮症	
	dentato-rubro-pallido-luysian atrophy	
DSM Ⅳ-TR	精神障害の診断と統計の手引き・第四版改訂版	
	diagnostic and statistical manual of mental disorders-fourth edition revised	
DTR	深部腱反射	
	deep tendor reflexes	
DUP	精神病未治療期間	
	duration of untreated psychosis	
DVT	深部静脈血栓症	
	deep vein thrombosis	

略語

DWI	拡散強調画像	
	diffusion weighted image	
DZP	ジアゼパム（薬剤の一般名）	
	diazepam	
E-C coupling	興奮収縮連関	
	excitation-contraction coupling	
ECT	電気痙攣療法、通電療法（＝ ES）	
	electroconvulsive therapy	
EE	感情表出	
	expressed emotion	
EEG	脳波、脳波記録（法）	
	electroencephalogram, electroencephalography	
EMG	筋電図、筋電図検査（法）	
	electromyogram, electromyography	
EOG	眼電図、眼電図検査（法）	
	electro-oculogram, electro-oculography	
EOM	眼球運動	
	external ocular movement	
EPI	エコープラナー法	
	echo-planar imaging	
ERP	事象関連電位	
	event-related potential	
FAS	胎児（性）アルコール症候群	
	fetal alcohol syndrome	
FLAIR	フレア（法）	
	fluid attenuated inversion recovery	
fMRI	機能的 MRI	
	functional MRI (magnetic resonance imaging)	

略語	日本語	原語
FTA-ABS	蛍光トレポネーマ抗体吸収検査	fluorescent treponemal antibody-absorption test
FTD	前頭側頭型認知症	frontotemporal dementia
FTLD	前頭側頭葉変性症	frontotemporal lobar degeneration
GABA	ガンマアミノ酪酸	gamma(γ)-aminobutyric acid
GAD	全般性不安障害	generalized anxiety disorder
GBS	ギラン・バレー症候群	Guillain-Barré syndrome
GCS	グラスゴー昏睡尺度	Glasgow Coma Scale
GH	成長ホルモン	growth hormone
	幻聴	Gehörshalluzination(ドイツ語)
GID	性同一性障害	gender identity disorder
GTS	(ジル・ドゥ・ラ)トゥレット症候群	Gilles de la Tourette syndrome
HAM	ヒトTリンパ球向性ウイルス脊髄症	HTLV-I associated myelopathy
HBO療法	高圧酸素療法	hyperbaric oxygen therapy
HD	ハンチントン病	Huntington's disease

HDS-R	改訂版長谷川式簡易知能評価スケール	
	Hasegawa dementia scale-revised	
HFPDD	高機能広汎性発達障害	
	high functioning pervasive developmental disorder	
HIPP	海馬	
	hippocampus（ラテン語）	
HIV	ヒト免疫不全ウイルス	
	human immunodeficiency virus	
HLA	ヒト白血球抗原	
	human leukocyte antigen	
HPD	ハロペリドール	
	haloperidol	
HSE	単純ヘルペス脳炎	
	herpes simplex encephalitis	
HSP	熱ショック蛋白	
	heat shock protein	
HSV	単純ヘルペスウイルス	
	herpes simplex virus	
5-HT	セロトニン	
	5-hydroxytryptamine (Serotonin)	
HTLV-1	ヒトTリンパ球向性ウイルス-Ⅰ	
	human T-lymphotropic virus type Ⅰ	
ICA	内頚動脈	
	internal carotid artery	
ICF	国際生活機能分類	
	international classification of functioning, disability, and health	
ICH	脳内出血	
	intracerebral hemorrhage	

IFN	インターフェロン	
	interferon	
IMP	イミプラミン〔薬剤の一般名〕	
	imipramine	
IOH	突発性起立性低血圧（症）	
	idiopathic orthostatic hypotension	
IQ	知能指数	
	intelligence quotient	
IVH	経静脈高カロリー輸液［法］	
	intravenous hyperalimentation	
IVM	不随意運動	
	involuntary movement	
JCS	日本式昏睡尺度	
	Japan Coma Scale	
L1, 2, …	第1、2、…腰髄、腰椎（脊髄、脊椎レベルを示す略号として）	
	the 1st, 2nd, …lumber segment/vertebra	
LD	学習障害	
	learning disability	
LE	エリテマトーデス	
	lupus erythematosus	
LE(M)S	ランバート・イートン（筋無力症）症候群	
	Lambert-Eaton (myasthenic) syndrome	
LMN	下位運動ニューロン	
	lower motor neuron	
LP	腰椎穿刺	
	lumber puncture	

LP(Z)	レボメプロマジン（薬剤の一般名）	
	levomepromazine	
LTM	長期記憶	
	long-term memory	
MAO	モノアミン酸化酵素	
	monoamine oxidase	
MAO-I	モノアミン酸化酵素阻害薬	
	monoamine oxidase inhibitor	
MBP	ミエリン塩基性蛋白	
	myelin basic protein	
MCA	中大脳動脈	
	middle cerebral artery	
MCH	筋収縮性頭痛	
	muscle contraction headache	
MCI	軽度認知障害	
	mild cognitive impairment	
MCTD	混合性結合組織病	
	mixed connective tissue disease	
MDD	大うつ病性障害	
	major depressive disorder	
MDI	躁うつ病・双極性障害・双極性感情（気分）障害	
	manisch-depressive Irresein	
m-ECT	修正型電気痙攣（通電）療法	
	modified electroconvulsive therapy	
MEG	脳磁図、脳磁図検査（法）	
	magnetoencephalogram, magnetoencephalography	

MELAS	ミトコンドリア脳筋症・乳酸アシドーシス・脳卒中様発作症候群 mitochondrial encephalomyopathy, lactic acidosis and stroke-like episodes	
MERRF	赤色ぼろ線維・ミオクローヌスてんかん症候群 myoclonus epilepsy associated with raggedred fibers	
MG	重症筋無力症 myasthenia gravis（ラテン語）	
MID	多発梗塞性認知症 multi-infarct dementia	
MIL	ミルナシプラン（薬剤の一般名） milnacipran	
MMSE	ミニ・メンタル・ステート・テスト mini-mental state examination	略語
MMT	徒手筋力検査 manual muscle test	
MND	運動ニューロン疾患 motor neuron disease	
MNGIE	ミトコンドリア神経胃腸管脳筋症 mitochondrial neurogastrointestinal encephalomyopathy	
MR	精神遅滞、知的障害 mental retardation	
MRA	磁気共鳴血管造影（法） magnetic resonance angiography	
MRI	磁気共鳴画像（法） magnetic resonance imaging	
MRS	磁気共鳴スペクトロスコピー magnetic resonance spectroscopy	

MS	多発性硬化症	
	multiple sclerosis	
MTZ	ミルタザピン（薬剤の一般名）	
	mirtazapine	
NA	ノルアドレナリン	
	noradrenaline	
NaSSA	ノルアドレナリン作動性・特質的セロトニン作動性抗うつ薬	
	noradrenergic and specific serotonergic antidepressants	
NE	ノルエピネフリン	
	norepinephrine	
NIRS	近赤外線分光法	
	near infra-red spectroscopic topography	
NMJ	神経筋接合部	
	neuromuscular junction	
NMR	核磁気共鳴	
	nuclear magnetic resonance	
NPH	正常圧水頭症	
	normal pressure hydrocephalus	
NREM sleep	ノンレム睡眠	
	non-rapid eye movement sleep	
NSE	神経細胞特異性エノラーゼ	
	neuron specific enolase	
NZP	ニトラゼパム（薬剤の一般名）	
	nitrazepam	
OCD	強迫（性）障害	
	obsessive-compulsive disorder	

OD	起立性調節障害	
	orthostatic dysregulation	
	薬物過量投与	
	over dose	
OH	起立性低血圧（症）	
	orthostatic hypotension	
OM line	眼窩外耳孔線	
	orbitomeatal line	
OPCA	オリーブ橋小脳萎縮（症）	
	olivopontocerebellar artophy	
OPLL	後縦靱帯骨化症	
	ossification of posterior longitudinal ligament	
OT	作業療法、作業療法士	
	occupational therapy, occupational therapist	
OZP	オランザピン（薬剤の一般名）	
	olanzapine	
PAX	パロキセチン（薬剤の一般名）	
	paroxetine	
PB	フェノバルビタール（薬剤の一般名）	
	phenobarbital	
PBP	進行性球麻痺	
	progressive bulbar paralysis (palsy)	
PCA	後大脳動脈	
	posterior cerebral artery	
Pcom	後交通動脈	
	posterior communicating artery	

略語

95

PD	パーキンソン病 Parkinson disease	
	パーソナリティ障害 personality disorder	
	パニック障害 panic disorder	
PDD	広汎性発達障害 pervasive developmental disorders	
PEG	経皮内視鏡的胃瘻造設術 percutaneous endoscopic gastrostomy	
PET	ポジトロンエミッション断層撮影(法) positron emission tomography	
PHT	フェニトイン(薬剤の一般名) phenytoin	
PKU	フェニルケトン尿症 phenylketonuria	
PM	多発筋炎 polymyositis	
PNES	心因性非てんかん性発作 psychogenic non-epilepic seizure	
PSD	周期性同期性放電 periodic synchronous discharge	
PSL	プレドニゾロン(薬剤の一般名) prednisolone	
PSP	進行性核上性麻痺 progressive supranuclear palsy	
	ペロスピロン(薬剤の一般名) perospirone	

略語	日本語	英語
PSS	進行性全身性硬化症	progressive systemic sclerosis
PTR	膝蓋腱反射	patellar tendon reflex
PTSD	心的外傷後ストレス障害	post-traumatic stress disorder
PVH	脳室周囲出血	periventricular hemorrhage
	脳室周囲高信号[域]	periventricular hyperintensity [area]
PVL	脳室周囲低吸収域	periventricular lucency
QOL	生活の質	quality of life
QTP	クエチアピン(薬剤の一般名)	quetiapine
RBD	レム睡眠行動障害	REM sleep behavior disorder
rCBF	局所脳血流(量)	regional cerebral blood flow
rCBV	局所脳血液量	regional cerebral blood volume
REM	急速眼球運動	rapid eye movement
REM sleep	レム睡眠	rapid eye movement sleep
RI	放射性同位元素	radioactive isotope

RIS	リスペリドン（薬剤の一般名）	
	risperidone	
RLS	むずむず脚症候群	
	restless legs syndrome	
ROCFT	レイ複雑図形検査	
	Rey-sterrieth complex figure test	
ROI	関心領域	
	region of interest	
ROM	関節可動域	
	range of motion	
S1, 2, …	第1、2、…仙髄（脊髄レベルを示す略語として）	
	the 1st, 2nd, …sacral segment	
SAD	社交不安障害	
	social anxiety disorder	
SAH	くも膜下出血	
	subarachnoid hemorrhage	
SAS	睡眠時無呼吸症候群	
	sleep apnea syndrome	
SCA	脊髄小脳失調症	
	spinocerebellar ataxia	
SCD	脊髄小脳変性症	
	spinocerebellar degeneration	
SDA	セロトニン・ドパミン拮抗薬	
	serotonin-dopamine antagonist	
SDAT	アルツハイマー型老年認知症	
	senile dementia of Alzheimer type	
SDH	硬膜下血腫	
	subdural hematoma	

略語	日本語	英語
SDS	シャイ・ドレーガー症候群	Shy-Drager syndrome
	ツングのうつ病自己評価尺度	Zung self-rating depression scale
SGS	部分発作の二次性全般化発作	second generation seizures
SIADH	抗利尿ホルモン（ADH）分泌異常症候群	syndrome of inappropriate secretion of antidiuretic hormone
SLE	全身性エリテマトーデス	systemic lupus erythematosus
SLTA	標準失語症検査	standard language test of aphasia
SMON	亜急性脊髄視神経ニューロパチー	subacute myelo-optico-neuropathy
SPECT	単一光子放射（シングルフォトン）断層撮影（法）	single photon emission computed tomography
SPS	単純部分発作	simple partial seizures
SRL	セルトラリン（薬剤の一般名）	sertraline
SSPE	亜急性硬化性全脳炎	subacutesclercsing panencephalitis
SSRI	選択的セロトニン再取り込み阻害薬	selective serotonin reuptake inhibitor
SSST	上矢状静脈洞血栓（症）	superior sagittal sinus thrombosis
SST	社会生活技能訓練（法）	social skills training

ST	言語療法、言語療法士	
	speech therapy, speech therapist	
STM	短期記憶	
	short-term memory	
STS	血清学的梅毒反応	
	serological tests for syphilis	
SWC	棘徐波複合	
	spike and wave complex	
T1, 2, …	第1、2、…胸髄、胸椎（脊髄、脊椎レベルを示す略語として）	
	the 1st, 2nd, …thoracic segment/vertebra	
T$_1$	縦（タテ）緩和時間	
	spin-lattice relaxation time	
T$_2$	横（ヨコ）緩和時間	
	spin-spin relaxation time	
TAT	主題（絵画）統覚テスト	
	thematic apperception test	
TCA	三環系抗うつ薬	
	tricyclic antidepressants	
TD	遅発性ジスキネジア（ジスキネジー）	
	tardive dyskinesia	
TEACCH	自閉症および近縁のコミュニケーション障害の子どものための治療と教育（ティーチ）	
	treatment and education of autistic and related communication-handicapped children	
TGA	一過性全健忘	
	transient global amnesia	
TIA	一過性脳虚血発作	
	transient (cerebral) ischemic attack	

TMS	経頭蓋磁気刺激（法）	
	transcranial magnetic stimulation	
t-PA	組織型プラスミノゲンアクチベーター	
	tissue-type plasminogen activator	
TPHA	梅毒トレポネーマ血球凝集検定（法）	
	Treponema pallidum hemagglutination assay	
TRH	甲状腺刺激ホルモン放出ホルモン	
	thyrotropin-releasing hormone	
UMN	上位運動ニューロン	
	upper motor neuron	
VAG	椎骨動脈造影「法」	
	vertebral angiography	
VD/VSD	脳血管性認知症	
	vascular dementia	
V-P shunt	脳室腹腔短絡（術）	
	ventriculo-peritoneal shunt	
VPA	バルプロ酸（薬剤の一般名）	
	valproic acid	
VZV	水痘-帯状疱疹ウイルス	
	varicella-zoster virus	
WAB	ウエスタン失語症総合検査	
	Western aphasia battery	
WAIS-Ⅲ	ウェクスラー成人知能評価尺度　第三版	
	Wechsler adult intelligence scale Ⅲ	
WCST	ウィスコンシンカード分類テスト	
	Wisconsin card sorting test	
WMS-R	ウェクスラー記憶評価尺度・改訂版	
	Wechsler memory scale-revised	

略語

薬剤索引

欧文

CBZ	63
NaSSA	50
PB	62
PHT	62
PZC	42
VPA	63

あ

アーテン	69
アカンプロサートカルシウム	73
アキネトン	69
アジャストA	79
アタラックス、P	56
アチネス	75
アップノールB	67
アテネジン	70
アトモキセチン塩酸塩	51
アトロピン硫酸塩（水和物）	71
アナフラニール	49
アネキセート	72
アビリット	45
アマージ	76
アマンタジン塩酸塩	70
アミティーザ	79
アミトリプチリン塩酸塩	49
アモキサピン	48
アモキサン	48
アモバルビタール	60
アモバン	57
アモバンテス	57
アリセプト	61
アリピプラゾール	41
アルプラゾラム	53
アレビアチン	62
アローゼン	79
アンプリット	49

い

イーケプラ	65
イーシー・ドパール	66
イクセロン	61
イソミタール	60
イノベロン	65
イミグラン	76
イミドール	49
イミプラミン塩酸塩	49
イリボー	80
インカルボン	79
インプロメン	45

う

ウインタミン	43

え

エクセグラン	64,70
エクセミド	64
エスシタロプラムシュウ酸塩	47
エスゾピクロン	57
エスタゾラム	58
エチゾラム	52
エバミール	58
エビリファイ	41
エフピー	68
エペソ	75
エペナルド	75
エペリゾン塩酸塩	75
エペリッサー	75
エペリナール	75
エペル	75

102 すぐ調 ● 精神科

エボントン	75
エミレース	43
エリスパン	53
エリミン	58
エレトリプタン臭化水素酸	76
塩酸セルトラリン	47
塩酸トリヘキシフェニジル	69
塩酸リルマザホン	58
塩酸ロピニロール	68
塩酸ロメリジン	76
エンタカポン	69
エンチニン	75
エンボイ	75

お

オーラップ	45
オキサゾラム	55
オキセサゼイン	80
オランザピン	41

か

カバサール	67
ガバペン	64
ガバペンチン	64
カプセーフ	52
カベルゴリン	67
カマ	78
カマグ	78
ガランタミン臭化水素酸塩	61
カルコーパL	66
カルバマゼピン	63

き

ギボンズ	75

く

クアゼパム	59
クエチアピンフマル酸塩	41
クエチアピンフマル酸塩徐放錠	51
グッドミン	57
グペリース	52
グラマリール	74
グランダキシン	71
グランパム	71
グリセリン	79
グリセリン浣腸	79
グリノラート	74
クレミン	44
クロカプラミン塩酸塩	44
クロキサゾラム	54
クロザピン	41
クロザリル	41
クロチアゼパム	52
クロナゼパム	64
クロノピン	64
クロフェクトン	44
クロミプラミン塩酸塩	49
クロルジアゼポキシド	54
クロルプロマジン	43
クロルプロマジン塩酸塩	43
クロンモリン	48

け

ケンI-G	79

こ

コムタン	69
コレミナール	52
コロネル	80
コンサータ	51
コンスタン	53
コントール	54
コントミン	43

薬剤索引

103

さ	
サイレース	58
サインバルタ	48
サブリル	65
酢酸亜鉛水和物	72
酸化マグネシウム	78
サンパゾン	75

し	
ジアゼパム	54
シアナマイド	72
シアナミド	72
ジェイゾロフト	47
ジスルフィラム	72
ジヒデルゴット	76
ジヒドロエルゴタミンメシル酸塩	76
ジフェニドール塩酸塩	77
ジプレキサ	41
ジメトックス	55
重カマ	78
重質酸化マグネシウム	78
シンメトレル	70
シンラック	78
新レシカルボン	79

す	
スカルナーゼ	55
スタドルフ	45
スチリペントール	65
ストラテラ	51
スナイリン	78
スピペロン	42
スピロピタン	42
スボレキサント	60
スマトリプタン	76
ストロカイン	80
スルチミン	78

スルトプリド塩酸塩	45
スルピリド	45
スルモンチール	49

せ	
セチプチリンマレイン酸塩	50
セチロ	79
セディール	56
セトウス	44
セドリーナ	69
セニラン	53
セパゾン	54
セファドール	77
セルシン	54
セレギリン塩酸塩	68
セレナール	55
セレニカ	63
セレネース	42
ゼレム	60
セロクエル	41
センナエキス	79
センナリド	79
センノサイド「EMEC」	79
センノシド	79

そ	
ゾーミッグ	76
ゾテピン	44
ゾニサミド	64,70
ゾピクロン	57
ソメリン	59
ソラナックス	53
ゾルピデム酒石酸塩	57
ゾルミトリプタン	76
ソレントミン	57

た

ダイアップ	54
タスモリン	69
タリペキソール塩酸塩	68
ダルメート	59
炭酸リチウム	51
タンドスピロンクエン酸塩	56
ダントリウム	75
ダントロレンナトリウム水和物	75

ち

チアプリド	74
チアプリド塩酸塩	74
チアラリード	74
チアリール	74
チザニジン（塩酸塩）	75
チザニン	75
チザネリン	75
チミペロン	42
チャルドール	78
チャンピックス	73
チロルビット	75

て

デアノサート	77
ディアコミット	65
テグレトール	63
テシプール	50
デジレル	50
デソラム	52
テトラミド	50
デパケン	63
デパス	52
デパロ	67
デプロメール	47
デュロキセチン塩酸塩	48
テラナス	76
テルザニン	75
テルネリン	75

と

ドグマチール	45
ドスレピン塩酸塩	49
ドネペジル塩酸塩	61
ドパコール	66
ドパストン	66
ドパゾールL	66
ドパリール	57
トピナ	65
トピラマート	65
トフィソパム	71
ドプス	70
ドミン	68
ドラール	59
トラゾドン塩酸塩	50
トラベルミン	77
トランコロン	80
トリアゾラム	57
トリプタノール	49
トリヘキシフェニジル塩酸塩	69
トリヘキシン	69
トリミプラミンマレイン酸塩	49
トリラホン	42
ドルミカム	64
トルミナール	75
トレドミン	48
トレリーフ	70
ドロキシドパ	70
トロペロン	42

な

ナラトリプタン塩酸塩	76
ナロキソン塩酸塩	72

薬剤索引

に

ニコチネル TTS	73
ニコチン	73
ニトラゼパム	59
ニメタゼパム	58
ニュープロ	67
ニューレプチル	44

ね

ネオスチグミン	71
ネオドパストン L	66
ネオドパゾール	66
ネオペリドール	46
ネモナプリド	43
ネルボン	59

の

ノイオミール	48
ノーベルバール	62
ノーマルン	49
ノクスタール	57
ノックビン	72
ノバミン	42
ノベルジン	72
ノリトレン	48
ノルトリプチリン塩酸塩	48

は

パーキストン L	66
パーキネス	69
パーキン	69
パーロデル	67
パキシル	47
パキソナール	69
バチール	45
バドパリン	67
バドラセン	44
バランス	54
ハルシオン	57
バルネチール	45
バルビタール	60
バルプロ酸 Na	63
バルプロ酸ナトリウム	63
ハルラック	57
バレニクリン酒石酸塩	73
バレリン	63
ハロキサゾラム	59
パロキセチン塩酸塩水和物	47
ハロステン	42
ハロペリドール	42
ハロペリドールデカン酸エステル	46
ハロマンス	46
パンエルゴット	76

ひ

ビ・シフロール	68
ビーゼットシー	42
ビガバトリン	65
ピルコルファート Na	78
ピコスルファートナトリウム	78
ピコスルファートナトリウム水和物	78
ピコダルム	78
ピコベン	78
ピコルーラ	78
ヒダントール	62
ヒダントール D,E,F	63
ヒドロキシジン	56
ピパンペロン塩酸塩	43
ビペリデン塩酸塩	69
ヒポラール	76
ビムパット	65
ピモロ	79
ピモジド	45
ピリカップル	45
ヒルスカミン	59

ヒルナミン	43

ふ

ファースルー	78
フィコンパ	65
フェニトイン	62
フェノバール	62
フェノバルビタール	62
ブスコパン	71
ブスコム	71
ブチルスコポラミン臭化物	71
ブラミペキソール塩酸塩（水和物）	68
プリミドン	63
フルジアゼパム	53
プルゼニド	79
フルタゾラム	52
フルデカシン	46
フルトプラゼパム	55
フルニトラゼパム	58
フルフェナジンデカン酸エステル	46
フルフェナジンマレイン酸塩	46
フルボキサミンマレイン酸塩	47
フルマゼニル	72
フルメジン	42
フルラゼパム塩酸塩	59
ブレクスピプラゾール	41
プロクロルペラジン	42
プロチアデン	49
ブロナンセリン	40
プロバリン	60
プロピタン	43
プロフェナミン塩酸塩	69
プロペリシアジン	44
ブロマゼパム	53
ブロムペリドール	45
ブロムワレリル尿素	60
ブロモクリプチン	67
ブロモクリプチンメシル酸塩	67
ブロモバレリル尿素	60
フロロピパミド塩酸塩	43

へ

ベゲタミン	60
ベセラール	67
ベタナミン	51
ベタヒスチンメシル酸塩	77
ベノジール	59
ベモリン	51
ペランパネル水和物	65
ペルゴリド	67
ペルゴリドメシル酸塩	67
ベルソムラ	60
ペルフェナジン	42
ベルマックス	67
ペロスピロン塩酸塩（水和物）	40
ベンザリン	59
ベントナ	69
ペントバルビタールカルシウム	60

ほ

ボインリール	74
ホマライト	75
ポリカルボフィル Ca	80
ポリカルボフィルカルシウム	80
ホリゾン	54
ポリフル	80

ま

マーゲノール	45
マイスタン	64
マイスリー	57
マグミット	78
マグラックス	78
マザチコール塩酸塩水和物	69
マドパー	66
マプロチリン塩酸塩	48

薬剤索引

107

み

マプロミール	48

み

ミアンセリン塩酸塩	50
ミオナール	75
ミオナベース	75
ミオベリゾン	75
ミオリラーク	75
ミグシス	76
ミダゾラム	64
ミダフレッサ	64
ミラドール	45
ミラペックス	68
ミルタザピン	50
ミルナシプラン塩酸塩	48

め

メイラックス	55
メキサゾラム	55
メキタック	75
メジャピン	44
メシル酸ペルゴリド	67
メダゼパム	54
メチルフェニデート塩酸塩	51
メネシット	66
メベンゾラート臭化物	80
メマリー	61
メマンチン塩酸塩	61
メリスロン	77
メレックス	55

も

モサプラミン塩酸塩	44
モダフィニル	51
モディオダール	51
モトナリン	75

ゆ

ユーロジン	58

よ

ヨーデルS	79
ヨービス	78

ら

ラキソデート	78
ラキソベロン	78
ラコサミド	65
ラボナ	60
ラミクタール	65
ラメルテオン	60
ラモセトロン塩酸塩	80
ラモトリギン	65
ランドセン	64

り

リーゼ	52
リーマス	51
リスパダール	40
リスパダール　コンスタ	46
リスペリドン	40,46
リスミー	58
リタリン	51
リバスタッチ	61
リバスチグミン	61
リフレックス	50
リボトリール	64
硫酸アトロピン	71
リラダン	71
リルマザホン塩酸塩水和物	58
リントン	42
リンプラール	75

ロラゼパム	53
ロラメット	58
ロルメタゼパム	58
ロンラックス	55

る

ルーラン	40
ルジオミール	48
ルネスタ	57
ルビアール	62
ルビプロストン	79
ルフィナミド	65
ルボックス	47

わ

ワイパックス	53
ワゴスチグミン	71
ワコビタール	62

れ

レキサルティ	41
レキソタン	53
レキップ	68
レクサプロ	47
レグテクト	73
レスタス	55
レスミット	54
レスリン	50
レプリントンL	66
レベチラセタム	65
レボドパ	66
レボトミン	43
レボホルテ	43
レボメプロマジン	43
レミニール	61
レメロン	50
レルパックス	76
レンドルミン	57

ろ

ロシゾピロン	44
ロチゴン	67
ロドピン	44
ロナセン	40
ロヒプノール	58
ロフェプラミン塩酸塩	49
ロフラゼプ酸エチル	55

Memo